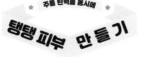

주름 탄력을 동시에

탱탱 피부 만들기

주름 탄력을 동시에
탱탱 피부 만들기

초판 1쇄 인쇄일 2020년 6월 24일
초판 1쇄 발행일 2020년 7월 1일

지은이 장패트리샤
펴낸이 양옥매
디자인 임홍순 임진형
교   정 조준경

펴낸곳 도서출판 책과나무
출판등록 제2012-000376
주소 서울특별시 마포구 방울내로 79 이노빌딩 302호
대표전화 02.372.1537 **팩스** 02.372.1538
이메일 booknamu2007@naver.com
홈페이지 www.booknamu.com
ISBN 979-11-5776-912-4 (13510)

이 도서의 국립중앙도서관 출판시도서목록(CIP)은 서지정보유통지원 시스템
홈페이지(http://seoji.nl.go.kr)와 국가자료공동목록시스템
(http://www.nl.go.kr/kolisnet)에서 이용하실 수 있습니다.
(CIP제어번호 : CIP2020025852)

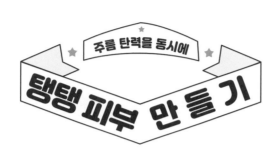

주름 탄력을 동시에

탱탱 피부 만들기

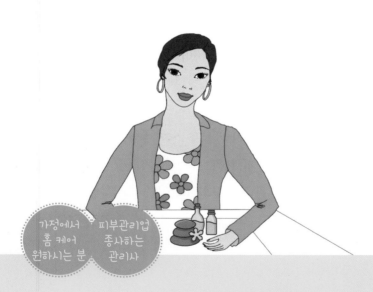

가정에서
홈 케어
원하시는 분

피부관리업
종사하는
관리사

"세상에 못생긴 사람은 없다, 게으른 사람만 있을 뿐"

책나무

"세상에 못생긴 사람은 없다. 게으른 사람만 있을 뿐이다. 모든 사람은 아름답다."

누구나 젊고 예쁘고 건강하게 살고 싶어 합니다. 저로 하여금 이책을 쓸 수 있게 도와주신 많은 저희 뷰티케어 고객들의 도움을 받아 감사하는 마음으로 조심스럽게 여러 번 고심 끝에 드디어 『탱탱 피부 만들기』가 세상에 빛을 보게 되었습니다.

수많은 웨딩 커플들이 옥돌(탄력)리프팅 케어 후 아름다운 결혼식을 올리셨고, 계속적인 사랑과 관심을 가져 주셨습니다.

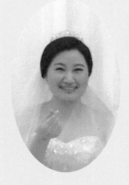

저희 러브온미를 거쳐간 세상에서 최고로 아름다운 결혼식을 올리신 신부님들,

그리고 우주에서 가장 행복한 이은영 신부님!

저를 도와주신 여러 원장님들의 도움으로 테크닉을 공유하고 교정을 참고하여 만들어 보았습니다. 많이 부족하고 서툰 부분도 있겠지만 피부관리업에 종사하는 관리사님들에게 조그마

한 힘이 되고 길잡이가 되었으면 하는 바람입니다.

또한 가정에서 홈 케어를 하시고 싶으신 분들에게 건강과 미를 동시에 스스로 만들어 갈 수 있는 통로가 되어 주는 책이 되길 바라는 희망을 가져 봅니다.

2007년 이후 꾸준히 화장품 책임판매업자와 피부관리사로 일선에서 직접 일해 오면서 사람들에게 행복을 주기 위해 얼굴 주름을 연구해 왔습니다. 앞으로도 계속 얼굴 주름 연구가로 기억되기를 바라며, 이 책이 사람들에게 탱탱 피부를 선물하여 누구나 건강하고 행복한 삶을 살기를 기대합니다.

장패트리샤

차례

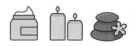

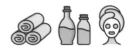

피부를 괴롭히는 모공 속 이물질

안전하게 제거하는 세안법

공기 오염의 심화로 미세먼지가 피부 모공에 밀착되면서 염증을 일으켜 각종 피부 질환이 증가하고 있습니다. 트러블이 만성이 되면 모공이 넓어지거나 잡티로 자리 잡습니다. 이를 예방하기 위해 1장에서는 올바른 세안법을 알아보고, 좋은 폼클렌징의 특징과 어떤 성분이 피부 속 오염물질을 안전하게 제거하는 데 도움이 될지에 대해 살펴봅니다.

세안의 중요성

미세먼지의 증가와 공기 오염에 의해 각종 피부 질환이 늘어 가고 있습니다. 공기 중의 오염된 이러한 이물질들이 모공에 밀착되면서 땀과 화장품이 섞여 트러블을 일으키면 손톱이나 손가락의 자극에 의해 2차 감염으로 이어지고, 모공 속에서 전쟁 아닌 전쟁을 일으켜 짙은 염증으로 발전합니다.

이러한 트러블이 발생했을 때, 피부에 자극을 주지 않고 부드럽게 세안하여 모공 속 이물질을 제거해 주어야 합니다. 그리고 충분한 수면과 피부에 자극이 없는 순한 기초화장품의 도포를 통한 빠른 치유가 반드시 필요합니다. 트러블이 만성이 되면 모공이 넓어지거나, 기미 잡티로 자리 잡을 가능성이 높아지기 때문입니다.

매일 아침 강한 지성 피부 외에는 간단한 물세안만 하기를 권합니다. 지성 성질이 심하신 분은 부드러운 폼클렌징으로 세안하시는 것이 좋습니다.

저녁 세안은 하루 종일 밖에서 미세먼지와 땀과 화장품과 오염된 공기를 잔뜩 묻혀 집으로 들어오기 때문에, 모공 깊숙이 깨끗하게 자극 없이 씻어 낼 수 있는 성분이 함유된 폼클렌징으로 꼼꼼히 따져 선택하는 것이 좋습니다.

세안하는 방법

　다음의 여섯 가지 순서에 따라 세안해 보세요. 피부에 자극을 주지 않고, 주름 예방에 도움을 주면서 부드럽게 세안하는 방법입니다.

1 손에 적당량의 폼클렌징을 덜어 약간의 물을 묻혀 잘섞어 버블을 만들어 얼굴 전체에 골고루 문질러 줍니다.

2 얼굴 전체 도포 후,

　① 이마 부위를 손가락 끝으로 문질러 줍니다.
　　(이마 주름 예방)

　② 코 옆부터 광대뼈 둘레를 여러 차례 문질러 줍니다. (팔자 주름 예방)

　③ 엄지와 중지를 이용하여 턱을 중심에서 귀밑까지 여러 차례 문질러 줍니다. (턱 주름 예방)

3 얼굴 전체 3단계의 문지름이 끝나면 가볍게 전체를 다시 문질러 줍니다.

4 물로 씻어 낼 때는 절대 문지르지 마시고 물을 끼얹는 형식으로 여러 차례 헹구어 주어야 피부에 자극이 가지 않고 모공 속 찌꺼기나 미세먼지가 깨끗이 제거됩니다. 뽀득뽀득 소리가 나게 문지르는 것은 절대 금지입니다(피부 손상). 표피를 보호하기 위한 보호막의 각질을 너무 과하게 벗겨 내면 손상의 우려가 있으므로 보들보들 매끄러운 상태를 유지하기 위해 물을 끼얹으며 세안하는 방법이 좋습니다. 각질과 미세먼지를 포함한 기타 이물질은 위의 2단계와 3단계에서 폼클렌징의 보드라운 버블에 의해 충분히 제거된 상태라고 볼 수 있습니다. 피부 자극 없는 깨끗한 헹굼이 가장 중요합니다.

5 마른 타월로 닦을 때는 꾹꾹 눌러 주면서 물기를 제거하여 줍니다. 타월의 까칠함이 보드라운 얼굴 표피를 손상시킬 수도 있기 때문입니다.

6 세안 직후에는 바로 본인 피부에 맞는 종류의 기초화장품을 도포하여 주어야 피부 노화나 주름을 예방할 수 있습니다.

좋은 폼클렌징의 특징

1 진하게 화장된 얼굴도 폼클렌징 하나로 깨끗하게 씻겨 나갑니다. 그 어떤 피부 손상 없이 세안만으로도 화장이 제거되어야 합니다.

2 버블(거품)은 부드러워야 모공 속 미세먼지나 각질 및 기타 오염물질을 제거하여 모공을 깨끗하게 보호할 수 있습니다.

3 천연방부제를 사용한 제품이 안정성을 높여 줍니다.

4 기분을 상쾌하게 하는 향을 사용합니다(피톤치드 함유 제품). 향이 후각을 통해 뇌세포 신경을 자극하여 세안만으로도 기분 전환과 힐링에 도움을 줍니다.

5 폼클렌징에도 피부를 보호하는 영양과 수분 공급이 되는 성분이 들어 있습니다.

6 저자극! 세안으로 너무 과한 각질 제거가 되지 않고 미세한 거품을 만들어 피부를 보호해 주는 폼클렌징이 좋습니다. 계면활성제가 너무 많이 함유된 제품은 좋지 않습니다.

7 세안 후에도 피부가 땅기지 않고 탄탄해진 것을 느낄 수 있습니다.

폼클렌징에 좋은 성분

버블(거품)을 부드럽게 만들어 주는 성분, 피부를 안정시켜 주는 천
연방부제, 심리적 안정 및 살균 효과가 있는 피톤치드, 세안시 피부
에 수분과 영양을 공급하는 성분으로 나누어 설명해 드리도록 하겠습
니다.

1 버블(거품)을 부드럽게 만들어 주는 성분에는 스테아릭애씨드(Stearic
 Acid), 미리스틱애씨드(Myristic Acid), 라우릭애씨드(Lauric Acid), 팔
 미틱애씨드(Palmitic Acid)가 있습니다. 부드러운 버블은 피부에 자
 극을 극소화하기 때문에 위의 4가지 성분 중 3가지만 들어 있어도
 좋은 제품입니다.

스테아릭애씨드 | 안전성이 뛰어난 고급포화지방산의 혼합물입니
다. 천연지방산으로 동식물 유지 중 글리세라이드로서 널리 분포되
어 있습니다. 물에는 녹지 않으나 유기용매에는 잘 녹는 특징을 가지
고 있습니다. 화장품이나 비누, 양초를 만들 때 첨가되고, 피부에 윤
기를 제공하여 매끄럽고 윤택하게 가꾸는 데 도움을 줍니다. 피부에
보습막을 형성해 건조함을 방지해 주며, 화장품에서는 유분감 있는
로션, 크림, 클렌징에서 점도조절제, 유화제, 세정제, 착향제로 많
이 사용됩니다.

미리스틱애씨드 ｜ 고급포화지방산의 혼합물로서 코코넛오일, 넛버터, 로비지오일 넛멕의 씨앗 등에서 추출 또는 야자수의 열매, 팜 등을 가수분해한 후 정제하여 얻어집니다. 알칼리제와 반응시켜 사용되는 경우가 많은 지방산 성분으로, 상온에서 하얀색의 고체 형태로 존재합니다. 코코넛오일에서 나는 듯한 특이한 향이 있고, 주로 비누나 폼클렌징 등의 세안제에 사용되며 세정력이 뛰어납니다.

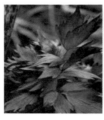 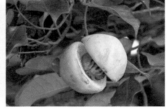

lovage(로비지)   nutmeg(넛맥)

라우릭애씨드 ｜ 천연계면활성제로 사용되는 고급 포화지방산의 혼합물로 자연에서 흔히 볼 수 있는 지방산이며 야자 오일, 팜핵유, 코코넛오일, 바바수오일 등에서 추출하여 사용합니다.

　주로 세안제 제품에 천연계면활성제로 사용되며, 코코넛 향으로 향이 좋고 거부감이 없어 향료로서의 기능도 합니다. 또 최근 연구 결과에 따르면 향균성이 발견되었으며 박테리아나 염증에 도움이 될 수 있다고 합니다.

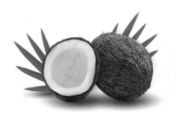
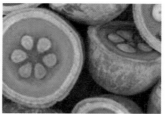

코코넛 바바수

팔미틱애씨드 | 냄새가 없는 흰색의 밀랍 모양의 고체 지방산의 하나로 동식물계에 널리 분포하며, 대부분 유지에도 함유되어 있습니다. 이것의 유도체가 공업적으로 중요한데, 도료나 그리스, 플라스틱 등으로 널리 사용되며, 화장품·비누·합성세제로도 사용됩니다. 목랍(옻나무와 검양옻나무 열매의 중과피에 함유되어 있는 지방)이나 팜핵유, 코코넛 오일에 다량으로 함유되어 있다고 합니다. 향, 불투명화제, 계면활성제, 세정제로 등재되어 있으며, 보습력도 좋아 보습제로도 많이 사용됩니다. 피부 표면에서 피부를 보호해 주고, 보습력을 높여 주어 촉촉한 피부를 유지하게 해 줍니다.

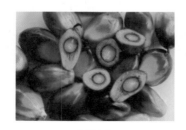

팜열매

2 천연방부제인 할미꽃추출물, 초피나무열매추출물, 우스니아추출물은 방부제 대신 사용되며 피부를 안정시켜 줍니다. 또한 피부에 유효한 역할을 하기도 합니다.

할미꽃추출물 | 진통제, 항염증제 및 수렴제로도 알려져 있는 전통 한약입니다. 할미꽃은 종기, 세균성 피부 감염 및 피부의 염증성 질환에 사용됩니다. 고환의 부종(또는 염증)이나 부고환염과 같은 남성 생식기관의 통증에 사용되며, 여성의 경우 생리통에도 사용됩니다. 부작용으로는 사람에 따라 알레르기가 있을 수 있으며 뽀루지, 염증 및 가려움증을 유발할 수 있다는 것입니다. 자연 상태의 할미꽃을 피부에 사용할 경우 더 위험할 수 있습니다. 폼클렌징에서는 주로 피부 진정 효과나 방부제의 역할로 사용됩니다.

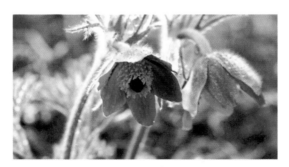

할미꽃

초피나무열매추출물 | 초피나무 열매에서 추출한 천연추출물로, 피부 자극과 독성이 적으며 보존제 역할을 하는 천연성분입니다. 비타민C와 토코페롤을 다량으로 함유하고 있어 외부 환경으로부터 피부를 보호하고,

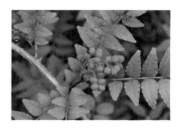

초피나무

항염·항균 작용이 뛰어나 피부 염증에 효과적이라고 합니다. 또한 자연유래 화장품 성분으로 이용했을 때, 제품 안정화 용도로도 사용 가능합니다. 그리고 하이페로사이드(hyperoside)와 퀘르시트린(quercitrin)이라는 활성성분이 포함되어 있어 항산화 효과도 있습니다.

우스니아추출물 | 전통적으로 아메리카 원주민이 상처와 괴저를 치료하는 데 사용하였습니다. 우스니아는 광범위한 항균제로 밝혀졌으며, 모든 그람 양성균 및 결핵균에 효과적입니다. 주성분인 Usnic Acid는 강력한 항

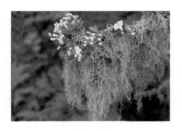

우스니아

생제 및 항진균제로 간주되어 화장품 및 개인위생 용품에 사용되며, 초피나무열매추출물 및 할미꽃추출물과 함께 박테리아와 곰팡이의 번식을 방지하는 천연 방부제로 사용됩니다. 섭취 시 알레르기 반응이 있을 수 있으나 피부에 사용 시 안전하다고 합니다.

3 기분을 좋아지게 하는 피톤치드 향은 식물을 의미하는 '피톤 (Phyton)'과 살균력을 의미하는 '치드(Cide)'가 합성된 말로, 숲속의 식물들이 만들어 내는 살균성을 가진 모든 물질을 통틀어 지칭하는 말입니다. 피톤치드의 주성분은 테르펜이라는 물질이며, 바로 이 물질이 숲속의 향긋한 냄새를 만들어 냅니다.

피톤치드 | 심리적인 안정감을 주고 말초 혈관을 단련시키고 심폐 기능을 강화시키며 기관지 천식과 폐결핵 치료, 심장 강화에도 도움이 된다고 알려져 있습니다. 또 피부를 소독하는 약리 작용도 하는 것으로 알려져 있습니다.

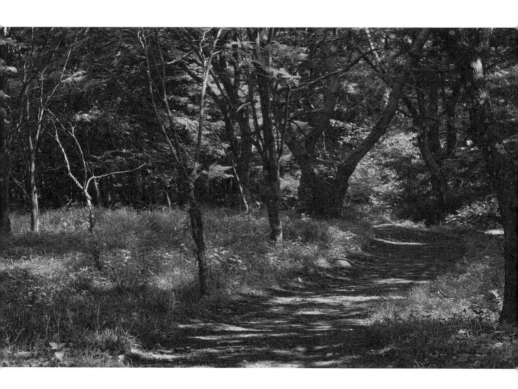

피톤치드는 산 중턱에서 가장 효과적이라고 합니다. 숲 한가운데서 숲의 향기를 깊이 들이마시고 조금씩 내뱉는 복식 호흡을 하면 효과가 훨씬 큽니다. 삼림욕은 초여름부터 초가을까지 일사량이 많고 온도와 습도가 높은 시간대가 효과적인 것으로 알려져 있습니다.

그러나 일각에서는 피톤치드가 식물이 병원균이나 해충을 물리치기 위해 뿜어내는 물질이기 때문에 인간에게 꼭 이롭기만 한 것은 아니라는 주장도 있습니다. 식물이 뿜어내는 수많은 피톤치드 중에는 인간에게 이로운 물질도, 해를 주는 물질도 있을 수 있다는 것입니다.

사람에 따라 좋아하는 취향의 향이 다르고 알레르기 반응도 다르기 때문에 피톤치드가 꼭 좋은 향이라고 할 수는 없겠지만, 숲속의 푸르고 상큼한 힐링 되는 향이 인간에게 많은 즐거움과 행복을 준다는 것은 거부할 수 없는 사실입니다.

4 세안 시에도 피부에 수분과 영양을 공급하여 줄 수 있는 제품을 선택합니다.

달팽이점액여과물 | 달팽이가 움직일 때 몸에서 나오는 끈끈한 점액에 포함된 뮤신(Mucin) 성분이 피부를 촉촉하고 탄력 있게 보호해 줍니다. 효과로는 ① 피부를 보호하고 수분 보유력을 높여 줍니다. ② 트러블 자국을 관리합니다. ③ 피부 탄력을 높여 줍니다. 주의해야 할 점은 ① 기능성 인증을 받은 성분이 아니라 100% 효과를 기대하긴 어렵습니다. ② 제조사에서 표기하는 함유율은 순수한 의미의

'달팽이 점액'이 아닌 정제수를 넣어 만든 '달팽이 점액 여과물'이기 때문에 똑같은 표시량을 기재해도 실제 사용된 점액 비율이 다를 수 있습니다.

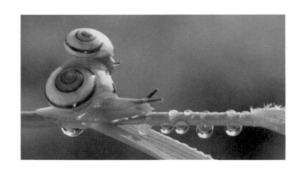

소듐하이알루로네이트 | 1930년대에 발견된 이후 건조한 피부의 보습과 상처 치료 등 여러 분야에서 여러 가지 목적으로 사용되고 있습니다. 체내에 존재하는 물질인 점액 다당류이기 때문에 뛰어난 보습 성분과 미끈거리는 성질을 띠고 있어서 대체적으로 피부 조직과 눈, 관절 등에도 많이 분포되어 있습니다.

소듐하이알루로네이트는 피부에 스며들 수 있는 아주 작은 분자로 되어 있기 때문에 주변의 수분을 끌어당겨 주는 힘이 강합니다. '콜라겐'이나 '엘라스틴'이라고 불리는 피부 조직 사이의 공간을 채워 주는 역할을 하기 때문에 주로 피부 보습이나 피부를 부드럽게 하는 제품

으로 사용되고 있으며, 피부에 탄력
과 수분을 채워 주는 효과를 가지고
있습니다.

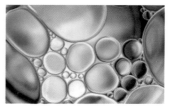

노화가 진행될수록 피부 조직인 콜
라겐과 엘라스틴에서 히알루론산이
빠져나오고 이로 인해서 피부가 건조
해지고 푸석거리면서 주름으로 이어
지는 경향이 높습니다. 이러한 경우
소듐하이알루로네이트가 함유된 화장

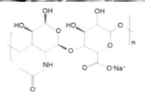

소듐하이알루로네이트

품을 사용하게 되면 피부 사이에 틈을 메꾸어 주고 피부에 부족한 수
분을 보충해 주기 때문에 피부 탄력은 물론 촉촉함과 노화 방지에 도
움을 줍니다.

신체의 80%가 물로 이루어져 있는 만큼 소듐하이알루로네이트도
자기 무게의 약 1,000배에 달하는 수분을 머금어 피부 사이에 수분
을 채워 주고 탄력 있는 피부로 만들어 줍니다. 피부에 수분이 부족
할 때, 탄력이 떨어지고 피부가 푸석거릴 때 이 소듐하이알루로네이
트가 함유되어 있는 화장품을 사용하게 되면 탄력 있고 생기 있는 피
부가 됩니다.

여기서 언급한 성분들이 누군가에게는 알레르기 반응을 일으킬 수
도 있지만, 대체적으로 일반적인 성분을 언급한 것입니다. 인간의 알
수 없는 피부 세포 조직의 신비는 언젠가 과학이 더 발달되면 100%

알 수도 있겠지만 그것은 신의 영역인 것 같습니다. 간혹 화장품에 알레르기 반응을 일으키시는 분이나 민감한 피부 타입인 분들은 성분 테스트를 거친 후 사용하시기 바랍니다.

그리고 하나하나 놓고 보면 좋지 않은 성분이지만 다른 성분과 같이 섞어 놓으면 좋은 반응을 일으키는 성분도 있으므로 너무 부정적인 시각으로만 보는 것도 옳지 않습니다. 사용자에게 부작용이 없고 행복과 만족을 줄 수 있는 제품이라면 위의 성분이 사용된 폼클렌징을 권하고 싶습니다.

2장
등 후면 풀기

뻐근한 등 후면 근육,
마그네슘 링으로 시원하게!

수면이 부족하거나 스트레스가 많은 분들은 후두골과 쇄골하근 근육, 목 근육, 그리고 승모근(어깨근육)이 많이 뭉치며, 운전을 장시간 하거나 삐뚤어진 자세로 앉아 오랫동안 일을 하는 분들은 천골이 굳어져 막힙니다. 2장에서는 마그네슘 링만 있으면 일반인도 쉽게 따라 할 수 있는 등 후면 근육을 풀어 주는 테크닉을 소개합니다.

풀어 주면 좋은 등 근육

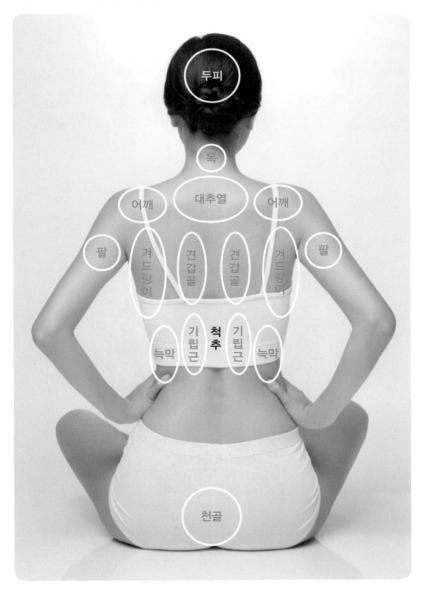

두피 케어

일반인 누구나 마음만 먹으면 평상시에 언제라도 수시로 생활 습관화하여 여러 가지 방법으로 두피를 시원하게 풀어 줄 수 있습니다. 손끝으로 가볍게 두드리는 방법은 설명이 따로 필요 없으므로 건너뛰기로 하고, 머리를 감을 때 또는 수시로 할 수 있는 또 다른 방법은 '어싯 풀기'입니다.

전두근(이마 위 앞 두피)

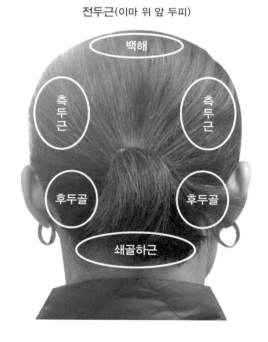

손을 반대쪽으로 올려 손가락 끝에 힘을 주고 누르면서 당겨 주는 방법입니다. 오른손으로 두피 위 왼쪽 측두근과 아래 후두골과 쇄골하근을 위에서 설명한 방법으로 풀어 줍니다. 왼손으로 오른손과 같은 방법으로 위 오른쪽 측두근과 아래 후두골, 쇄골하근을 풀어 줍니다(사진 참고).

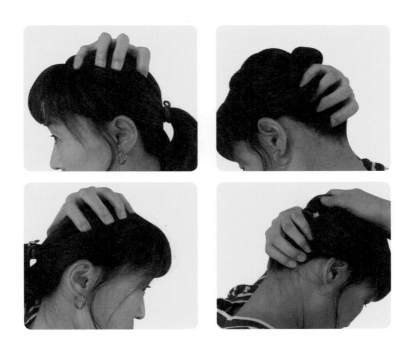

피부관리사는 고객이 바닥을 향해 누워 있는 상태에서 마그네슘 링으로 두피를 가볍게 아래위 방향으로 긁어 주는 방법이 있고, 두피가 많이 뭉치거나 딱딱한 고객께는 링을 눌러 살짝 압을 가한 뒤 진피층을 문질러 주는 방법을 사용하시면 됩니다. 두피의 모든 부위를 골고루 풀어 줍니다.

보통 수면이 부족하거나 스트레스가 많은 분들은 후두골과 쇄골하근 근육 그리고 목 근육이 많이 뭉치는 경향이 있으며, 얼굴에 주름이 많은 분들은 측두근 두피가 많이 딱딱하게 굳어지는 경향이 있습니다. 일반인들도 마그네슘 링만 있으면 상대방(부부, 친구, 연인)과 서로 풀어 줄 수 있습니다.

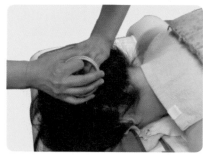
두피 문지르기

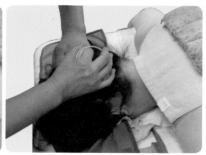
두피 눌러 진피층 문지르기

목 케어

일반인은 어섯 풀기 방법을 이용하여 오른손을 왼쪽으로 올려 손가락 끝에 힘을 주고 누르면서 오른쪽으로 당겨 줍니다. 왼쪽 손을 이용하여 오른쪽으로 올려 같은 방법으로 왼쪽으로 손끝에 힘을 주어 누르면서 당겨 줍니다. 목 돌리기와 병행하여 줍니다. 누구나 할 수 있는 손쉬운 방법입니다.

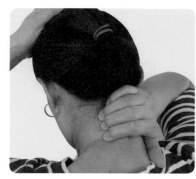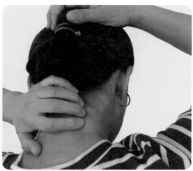

앞 목주름 펴는 방법 | 러브온미 탄력크림과 수분재생크림을 앞목과 뒷목에 바르고 목 옆 근육을 잡아 줍니다. 그리고 양쪽 손등을 위쪽으로 엇갈려 가며 스쳐 올려 줍니다. 또한 엄지손가락을 입천장에 닿도록 눌러 주면 턱 주름과 목주름이 동시에 펴지는 효과가 있습니다.

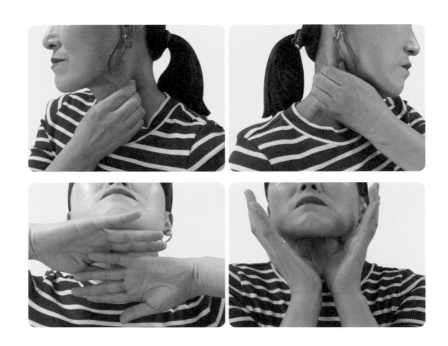

　피부관리사(전문가)께서는 고객이 바닥을 향해 누워 있는 상태에서 아로마 오일을 도포한 후, 마그네슘 링으로 목 근육을 위 방향으로 부드럽게 문질러 줍니다. 수면 부족이나 스트레스가 많은 분일수록 많이 뭉쳐 있으므로 어혈이 빨갛거나 시커멓게 올라옵니다. 미리 고객에게 어혈이 올라올 수 있다는 것에 대해 양해를 구하고 시행하는 것이 좋습니다.

　일반인들도 상대방에게 도구(마그네슘 링)를 사용하여 최대한 손에 힘을 빼고 아래위로 문질러 주면 됩니다(어혈은 소변이나 대변을 통해 외부로 배출됩니다).

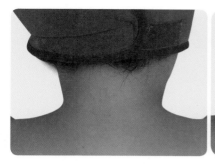
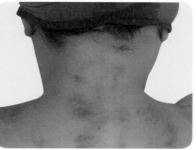

Before   After

어깨(승모근)

일반인은 허리와 등을 바로 편 후 양쪽 어깨를 앞으로 돌리고 또 뒤로 돌리면서 풀어 주고, 또 주먹을 쥐고 반대쪽 어깨를 토닥토닥 두드려 주는 방법이 있습니다.

아로마 오일 도포 | 피부관리사(일반인은 파트너와 함께)는 고객이 아래를 향해 누워 있는 상태에서 손바닥이나 손가락을 이용하여 목, 대추열, 견갑골, 기립근, 척추(대동맥)를 가볍게 누르면서 풀고, 팔뚝근육도 손아귀 힘을 이용하여 살짝 가볍게 주무르면서 고객의 몸 상태를 측정합니다.

다음으로 아로마 오일을 부드럽게 목, 팔, 등허리, 엉덩이까지 도포하면서 승모근과 어깨 근육은 엄지손가락으로 밀고, 견갑골과 늑막근은 손바닥으로 밀면서 또는 두 손을 포개어 바깥쪽으로 밀면서 지압하듯 눌러 주고 기립근은 주먹을 쥐고 위에서 아래로 밀어 주며 풀어 주고, 겨드랑이 부위도 주먹을 쥔 상태에서 가볍게 아래위로 동작을 반복하여 줍니다.

고객의 고통을 최소화하기 위해 마그네슘 링으로 등 전체 근육을 동그랗게 굴리면서 가볍게 문질러 준 후, 디테일한 테크닉을 시행합니다.

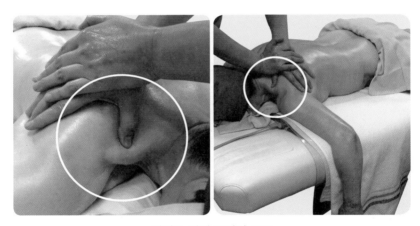

엄지로 어깨 풀면서 도포

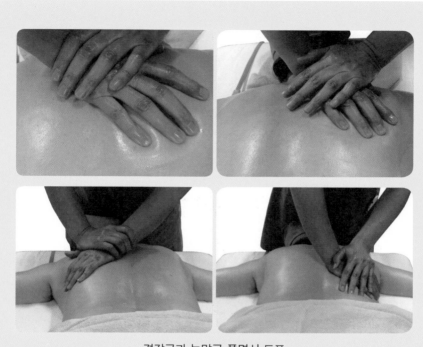

견갑근과 늑막근 풀면서 도포

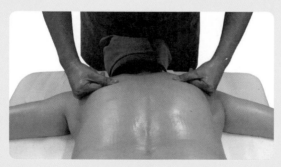

겨드랑이 풀면서 도포

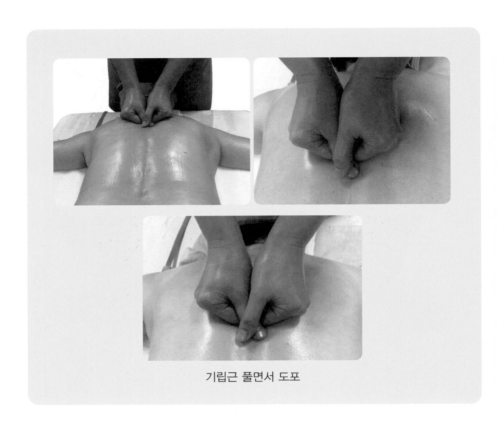

기립근 풀면서 도포

피부관리사는 아로마 오일 도포가 끝난 후 목에서부터 승모근까지 부드럽게 마그네슘 링을 아래 방향으로 힘을 뺀 상태로 밀어 주면서 풀어 줍니다. 승모근을 풀면서 어깨 근육까지 같이 풀어 주면 어깨에 석회가 많은 고객들은 시커멓게 어혈이 올라오며 시원함을 느낍니다. 석회가 많을수록 어혈이 많이 올라오기 때문에 사전에 고객께 양해를 구하고 시행합니다.

손이 링을 따라 같이 움직여 주면서 뭉친 부위를 인지하고 여러 차례 같은 동작을 반복함으로써 아프지 않고 시원하게 굳어지거나 뭉친 근육을 풀어 줄 수 있습니다. 승모근에서 어깨까지 푸는 과정이 아플 것 같지만 실제로 대부분의 고객들이 시원하다고 인지합니다.

어깨 근육은 뭉치거나 석회가 있는 정도에 따라 빨갛게 혹은 시커멓게 어혈이 올라옵니다.

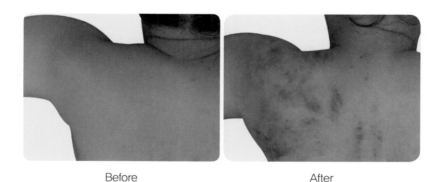

Before   After

척추(대동맥과 대추열)

등 근육은 누구나 마그네슘 링만 있으면 쉽게 풀 수 있습니다(일반인이라면 함께할 파트너가 필요합니다).

링을 이용하여 손에 힘을 빼고 대추열에서 천골까지 가볍게 여러 번 밀어 줍니다. 바른 자세로 운동을 많이 하거나 평상시 척추를 꼿꼿이 세우고 생활해 온 분들은 어혈이 거의 올라오지 않지만, 대부분 조금은 빨갛게 올라옵니다.

대추열은 직접 대추열 위를 풀면 고객이 너무 고통스러워하기 때문에 어깨나 목에서부터 대추열 쪽으로 서서히 링을 밀어 가면서 풀어 줍니다. 대추열이 심하게 솟은 분은 목과 등 어깨에 고통을 호소하므로 다른 부위보다 좀 더 많은 시간을 할애하여 대추열 주위를 케어하여 줍니다.

대추열 케어 시 피부가 벗겨지지 않게 조심하여야 하며, 문지르기 기법으로 풀리지 않을 시에는 링을 눌러 진피층까지 닿게 하여 진피층 속에서 문질러 풀어 줍니다.

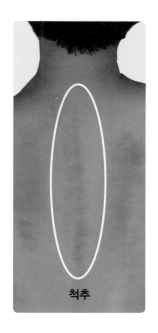

척추

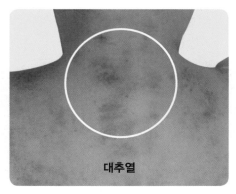

대추열

그럼 일반인이 혼자 할 수 있는 방법을 알아볼까요? 똑바로 선 상태에서 양손을 뒤로 깍지 끼고 위로 쭉 올려 주는 자세를 취하시면 가슴이 위로 들려 올라가고 어깨가 뒤로 모아지면서 척추, 승모근, 팔, 견갑골, 겨드랑이, 늑막 근까지 풀어지면서 시원해지는 것을 느낄 수 있습니다.

앉아서 푸는 방법은 양손을 뒤쪽 엉덩이 골반 위에 올려놓고 팔꿈치를 뒤로 모았다가 푸는 동작을 반복하시면 가슴이 위로 들려 올라가고 어깨가 뒤로 모아지면서 척추, 승모근, 팔, 견갑골, 겨드랑이, 늑막 근까지 풀어지면서 시원해지는 것을 느낄 수 있습니다.

척추는 몸 전체 건강과 직결되는 아주 중요한 부위입니다.

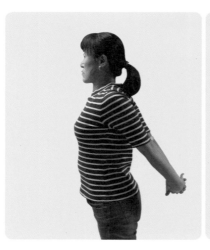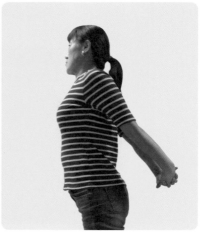

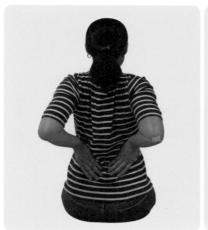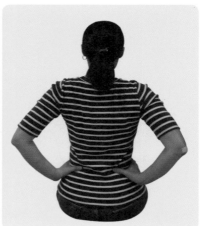

팔 풀기

팔 근육은 밑으로 떨어뜨린 자세로 풀기도 하고, 위로 뻗은 자세로
풀어 주기도 합니다. 고객에 따라 굉장히 딱딱하게 뭉친 분들이 있기
때문에 손과 링을 적절하게 사용하여 부드럽게 풀어 주어야 합니다.

팔 근육을 잘 풀어 주면 팔의 굵기가 가늘어지며, 때로는 몸 전체
의 피로가 풀리기도 합니다. 팔뚝이 굵어 고민하는 고객의 대부분이
지방이나 근육이 아니고 부었거나 뭉쳐서 굵어진 경우입니다. 따라
서 시간과 정성을 들여 잘 풀어 주면 굵은 팔이 가늘어지며 뭉친 근육
이 풀리면서 허물거리는 것을 볼 수 있습니다. 팔이 아프면서 무거웠
던 고객들이 이유를 몰라 고통스러워하다가 관리사의 세심한 케어로
가벼워지고 행복해하는 것을 체험하실 수 있습니다.

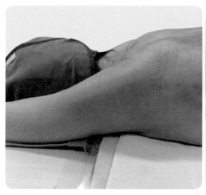 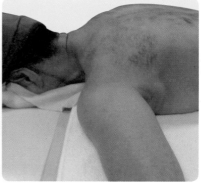

견갑골

　견갑골(날갯죽지 안쪽)은 신경을 한곳에 집중하여 오랜 시간 같은 동작을 쉬지 않고 반복할 때 딱딱하게 굳어지면서 고통을 호소합니다. 보통 컴퓨터나 휴대폰을 오래 들여다보거나 극심한 스트레스로 인해, 근육 뭉침이 후두골부터 목과 어깨를 타고 내려와 견갑골까지 딱딱하게 굳어지는 근육입니다.

　고객의 한쪽 사이드에서 반대 방향으로 힘을 뺀 상태에서 링을 동그랗게 굴리면서 밖으로 밀듯이 움직여 줍니다. 링을 쥐지 않은 손은 링을 따라가면서 잘 풀리고 있는지 진단합니다. 딱딱한 견갑골 부위를 부드럽게 여러 번 반복하여 손가락이 견갑골 속까지 들어갈 수 있을 정도까지 굴려 주면, 견갑골 속에 뭉쳐 있는 근육이 풀어지면서 빨갛거나 시커먼 어혈이 올라옵니다.

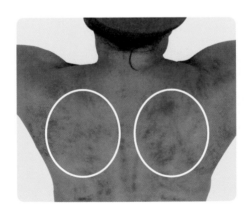

겨드랑이

　겨드랑이 근육도 보통 노폐물이 많이 축적되면서 딱딱하게 굳어지는 곳입니다. 팔을 내린 상태에서 위에서 아래로 부드럽게 여러 번 링을 움직여 줍니다. 손을 위로 뻗은 상태에서는 팔 근육과 연결하여 길게 링을 겨드랑이까지 밀어 주면 잘 풀립니다.

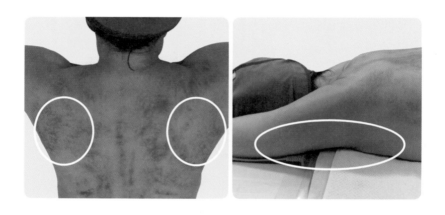

기립근

　척추를 지탱하고 있는 근육이며 운동 부족이나 노화가 진행될수록 딱딱하게 굳어지는 근육입니다. 노화가 진행됨에 따라 어깨가 앞으로 처지며 허리가 굽어지면서 기립근이 딱딱하게 굳어집니다. 구부정한 자세로 운동을 하면 기립근이 딱딱하게 굳어지면서 늑막근과 같이 등이 휘어집니다.

항상 가슴을 펴고 척추를 세우고 바른 자세로 운동하는 것이 건강한 생활습관입니다. 기립근은 고객의 반대 방향에서 척추를 지나면서 링을 동그랗게 원을 그리듯이 움직여 주면 빨갛게 어혈이 올라오면서 풀어집니다. 한쪽이 끝나면 반대쪽에서도 같은 방향으로 마그네슘 링을 움직여 줍니다.

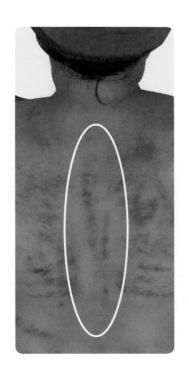

Tip

허리가 아프신 분은 대부분 운동을 하지 않거나, 골반이 틀어져 있거나, 무거운 물건을 많이 들어 올려 기립근이 딱딱하게 굳어진 경우가 많습니다.

늑막근

갈비뼈 위를 덮고 있는 늑막은 노화의 진행으로 허리가 굽으면서 딱딱하게 굳어지는 근육입니다. 40세를 기준으로 노화의 진행이 빨라지지만, 요즈음 추세는 사람들의 꾸준한 운동과 식습관의 개선으로 50세를 기준으로 급격하게 진행되는 것을 볼 수 있습니다.

늑막근도 기립근과 같은 방향에서 바깥으로 밀듯이 마그네슘 링을 동그라미를 그리며 밀어 주면 됩니다. 마그네슘 링을 사용할 때는 항상 손과 손목의 힘을 빼고 부드러운 동작을 반복하여 사용합니다. 무리하게 힘을 가해 늑막근을 풀려고 해서는 안 됩니다. 염증을 유발할 수 있으므로 항상 가볍고 부드럽게 풀면서 고객이 편안함을 느낄 수 있게 배려하며 케어합니다.

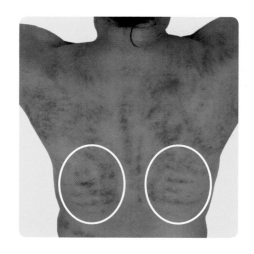

천골(미골)

천골 주위 엉덩이 근육을 풀어 주면 허리가 아프거나 무릎이 아프신 분은 통증이 많이 완화되는 것을 느낄 수 있습니다. 천골은 아주 중요한 부위로 골반이 틀어지거나, 운전을 쉬지 않고 장시간 할 경우, 삐뚤어진 자세로 앉아 오랫동안 일을 하는 경우 많이 굳어집니다.

또한 협착증이나 허리 디스크가 있으신 분은 반드시 천골 부위를 조심스럽게 풀어 주는 것이 좋습니다. 신경을 건드리지 않고 근육 부위만 부드럽게 조금씩 풀고, 차츰 깊이 풀어 주는 테크닉을 사용하시면 고객이 통증을 느끼지 않고 편안해합니다.

마그네슘 링을 이용하여 위에서 아래쪽으로 밀면서 풀어 주고, 또한 고객의 옆에서 엉덩이 근육을 밀어 올리듯이 동그랗게 원을 그리며 움직여 주고, 반대 방향에서도 같은 동작을 반복하여 주면서 딱딱한 천골 부위 근육을 풀어 줍니다. 고객의 상태에 따라 많이 뭉치거나 골반이 많이 틀어진 사람일수록 어혈이 시커멓게 많이 올라옵니다. 검은 점처럼 어혈이 올라올 수도 있지만 그렇게 풀고 나면 바로 허리나 무릎 통증이 많이 완화되는 것을 볼 수 있습니다.

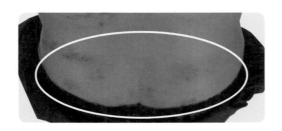

마무리

　등후면 케어가 끝난 후 따뜻한 온습포를 올려 기립근, 척추, 천골 주위, 대추열을 양옆에서 한 번 더 지압하듯 손바닥 근육을 이용하여 풀고 깨끗이 닦아 줍니다.

　온습포를 사용 후 마른 타월로 등을 덮어 준 다음, 주먹을 감싸 쥐고 두드리기 타법으로 천골 주위에서 대추 열까지 등 전체를 두드려 줍니다.

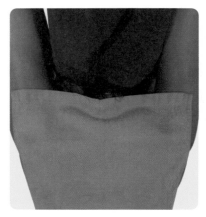

타월을 올려놓고 주먹으로 가볍게 두드리기

등 전체 두드리기가 끝나면 고객의 한쪽 팔씩 옆으로 접어 팔꿈치부터 손목까지 주먹을 가볍게 쥐고 누르면서 근육을 풀어 주고, 손바닥과 손가락도 두 엄지손가락을 이용하여 누르면서 풀어 줍니다. 팔뚝 부위도 양손으로 팔뚝을 감싸 쥐고 주무르며 풀어 줍니다. 그리고 팔을 베드 밑으로 늘어뜨리게 한 후 다시 한 번 팔뚝을 주물러 풀어 줍니다.

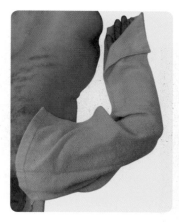 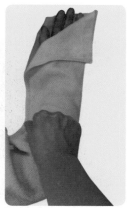

팔을 푼 후 타월을 어깨에 올려놓고 어깨를 손바닥으로 눌러 승모근을 한 번 더 푼 후, 견갑골도 눌러 줍니다. 그리고 겨드랑이도 주물러 풀어 준 후, 어깨 부위 석회가 많이 생기는 부위를 다시 한 번 주물러 주며 마무리합니다. 반대쪽 어깨도 같은 방법으로 케어합니다. 최종적으로 타월을 등에 올린 후 따뜻한 옥돌매트나 온찜질을 해 주면서 마그네슘 링으로 두피를 긁어 주면 고객의 만족도를 최고로 높일 수 있습니다.

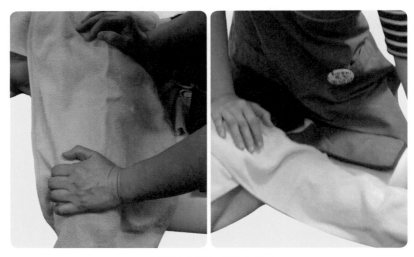

어깨와 견갑골 마무리 풀기

등 후면 케어가 끝나고 나면 앞쪽 가슴 사이, 데콜테, 앞어깨, 앞 겨드랑이까지 풀어 주면 더욱 좋습니다. 등이 불룩 나오면서 앞쪽 가슴 쪽은 간격이 좁아지며 세포가 메마르고 딱딱하게 굳어지기 때문입니다.

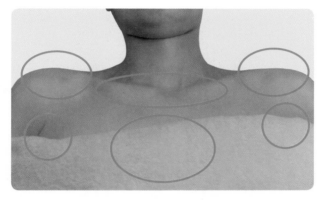

등을 풀 때 앞쪽도 같이 풀어 주면 좋은 곳

등이 많이 휘어진 분은 앞쪽도 같이 풀어 주면 가슴과 어깨가 바른 자세로 펴지며 만족해하시고, 무릎 통증이 없어지고, 허리나 어깨 목의 고통이 해소되는 것을 볼 수 있습니다. 그럴 때마다 정말 이 직업을 선택하길 정말 잘했다는 생각으로 만족감을 느낍니다. 저보다 훌륭한 관리사님들이 많은데 감히 작은 도움이라도 되었으면 하는 마음에 글을 적어 봅니다.

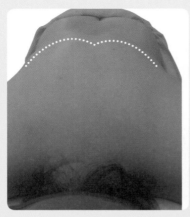
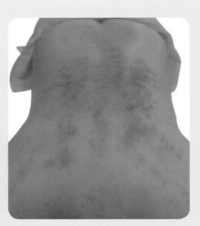

Before   After

볼록 나온 등이 한 번으로 쏘~옥 들어갔어요!

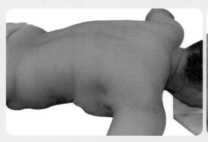
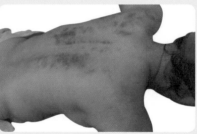

어깨, 대추열 견갑골, 기립근, 천골 다 막힌 고객

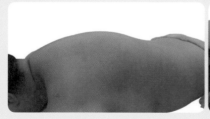
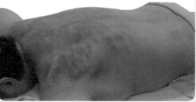

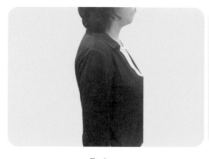 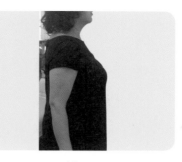

Before   After

등 후면 케어 1회 관리 후 목이 길어지고
등과 어깨의 두둠한 부분도 슬림해짐

위의 사진들은 전문가의 도움을 받아서 펴진 등 모양입니다. 일반인들도 운동을 해야겠다는 생각을 가지신다면, 생각이 행동으로 이어지고 행동이 습관을 만들어 매일 1시간 이상 바른 자세로 걸어 주시면 위의 체형을 만들 수 있습니다. 걸을 때 바른 체형은 가슴을 들고, 어깨를 펴고, 턱은 당기고, 아랫배에 힘주고, 무릎은 스치듯이, 발바닥은 11자 모양이 되게 걷는 것입니다.

사실상 40세 이후에 혼자 척추를 바르게 하는 체형을 만들기는 정말 어려운 일입니다. 아무리 열심히 운동을 해도 등이나 척추, 허리, 골반, 다리는 휘어지기 때문입니다. 사람의 노력만으로는 노화를 막을 수가 없습니다. 그래서 최소 2주에 한 번이나 또는 한 달에 한 번 정도 피부관리사나 전문가의 도움으로 굳어지거나 휘어지고 틀어진 근육들을 풀어 바로잡아 주고 매일 걷기 운동을 할 것을 권유해 드립니다.

혼자 할 수 있는 복부 관리

현대인들을 위한 맛난 먹거리가 넘쳐나면서 식탐을 절제할 수 없는 경우가 많습니다. 그래서 꼭 해야 하는 것이 복부 관리인데, 피부관리사에게 맡기는 것이 한 방법이긴 하지만 경제적 여유를 고려해서 집에서 혼자 복근을 가장 손쉽게 만들 수 있는 방법을 설명하고자 합니다.

아주 쉬운 방법으로 아침저녁에 가볍게 눈을 뜨자마자 잠자리에서, 눈을 감고 하셔도 됩니다. 똑바로 누운 자세에서 다리와 머리를 15도~20도 정도 들고 10까지 세어 봅니다. 그런 다음 다리와 머리를 내리고 3까지 세고, 다시 들어 10까지 세고를 반복합니다. 아침에 일어날 때 30분, 저녁에 잠들기 전 30분을 매일 반복하시면 한 달 후 복근을 발견하게 되실 겁니다.

처음에는 배가 많이 나온 사람일수록 10이 아니라 5도 세기 힘들 경우, 그냥 5까지만 세어도 됩니다. 열심히 먹을 때는 먹고 가벼운 복근 운동 습관을 길러 콜레스테롤을 분해하여 탄력 있는 멋진 복근을 만들어 보세요.

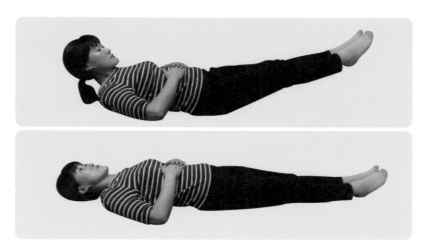

복부의 지방 분해 운동

　물론 전문 피부관리사의 도움을 받아 복부 콜레스테롤을 분해하고, 개인적으로 아침저녁으로 이 운동을 실행하면 더욱 빠른 효과를 기대하실 수 있습니다.

3장

Face Manual Technic
(실무 피부 관리)

| 전문가용 |

◆ 규칙적 피부 관리의 장점
◆ Face Technic
◆ Neck Technic
◆ 승모근(어깨)
◆ 등(기립근, 겨드랑이, 견갑골)
◆ 팔 풀기
◆ 데콜테
◆ 가슴 풀기
◆ 마무리

규칙적 피부 관리로
젊음과 건강을 누리자!

규칙적인 피부 관리는 피부에 탄력을 불어 넣을 뿐만 아니라, 혈액순환이 원활해져 두통이 없어지며 시력과 치아를 보호하기도 합니다. 3장은 현장에서 열심히 일하고 계신 피부관리사들이 고객 상담시 피부관리의 중요성 어필과 실무 피부관리법을 담고 있습니다. 얼굴과 목, 어깨와 등, 팔과 가슴을 풀어 주는 테크닉으로 건강하고 아름다운 몸을 되찾아 봅시다.

규칙적 피부 관리의 장점

1 성형비가 안 들어요. 나이 들어 모두들 주름과 탄력 때문에 성형외과를 찾으시는 분들이 많습니다. 규칙적인 피부 관리(5일~7일)를 하면 자연스럽게 처지는 피부가 땅겨 올라붙기 때문에 그러한 비용이 들지 않습니다.

2 두통이 없어져요. 얼굴 피부 관리를 하면서 얼굴 전체와 두피의 진피층까지 자극이 가기 때문에 혈액순환이 두피까지 원활하게 되어 두통을 달고 사시던 고객들이 두통이 해소되어 편안해하시는 경향이 있습니다(병환으로 두통이 있으신 분의 경우, 꼭 전문의사의 진료가 필요합니다).

3 시력을 보호하여 줍니다. 이마와 미간 주름을 펴 주고 눈꼬리가 처지지 않게 규칙적으로 관리해 주면 눈이 작아지는 것을 예방할 수 있습니다. 나이가 들면 노환이 와서 미간 주름이 생기고, 눈이 처지면서 작아지는데 이것은 피부가 탄력을 잃어가고 눈에 힘을 주거나 인상을 찌푸리고 대화를 하는 이상한 습관이 생겨 눈에 큰 영향을 끼칩니다. 규칙적 피부 관리는 안구근조증이나 시력 저하, 백내장, 녹내장과 같은 눈 건강을 지켜주어 시력을 보호하게 됩니다.

4 치아를 보호하여 줍니다. 규칙적인 피부 관리는 팔자 주름이 생기

지 않게 뺨의 늘어진 근육에 탄력을 만들어 주고 치아를 탱탱하게 받쳐 주는 역할을 하게 됩니다. 팔자 주름은 잇몸을 내려 앉히고 이 사이를 벌어지게 하여 음식물이 잘 끼이게 하여 이를 상하게 하거나 흔들리게 하는 원인이 되기 때문에 광대뼈 주위를 탱글탱글하게 올려붙이고 옆 턱을 V라인이 되게 만들어 주는 것은 잇몸이 흔들리지 않고 치아를 튼튼하게 받쳐 주는 역할을 하게 합니다(치아 건강을 위해 규칙적으로 양치질하는 습관도 권장되어야 합니다).

5 갑상선 저하증을 예방하여 줍니다. 목주름이 생기지 않게 턱밑과 목을 팽팽하게 케어하고 턱이 처지지 않게 턱 밑 근육을 입천장까지 당겨 올려 붙게 하여 관리함으로써 갑상선 저하증을 예방할 수 있는 효과가 있습니다.

6 치매나 기억력이 감퇴되는 것을 예방하는 효과가 있습니다. 100세 시대를 앞두고 많은 분들이 끊임없이 치매 예방을 위한 두뇌 활동을 촉진시키기 위해 손가락을 사용하거나 반복적인 학습 등 여러 가지 방법을 동원하고 있습니다. Face 피부 관리는 얼굴과 두피를 끊임없이 터치하고 자극을 주기 때문에 혈액순환을 원활하게 하고, 뇌세포를 자극하여 치매에 걸리거나 기억력이 감퇴되는 것을 예방하는 효과가 있다고 볼 수 있습니다.

7 목 라인이 예뻐집니다. 얼굴과 같이 목주름을 케어하면 목 라인이

살아나며 길어집니다.

8 자신감이 생깁니다. 규칙적인 피부 관리는 깨끗하고 팽팽한 피부
가 빛을 내어 돋보이기 때문에 외면뿐만 아니라 내면에서도 자신감
을 충만하게 만들어 줍니다.

Face Technic

피부관리사마다 테크닉 방법이 조금씩 다르기 때문에 정답은 없습
니다. 고객을 최대한 편안하고 안전하게 케어하는 것이 가장 중요하
다고 할 수 있습니다.

고객이 베드에 누워 있는 상태에서 팔은 허리 옆으로 내리게 하고
몸에 힘을 뺀 가장 릴렉스한 상태에서 가슴 한가운데를 양손을 포개
어 지그시 누르고, 양손을 가슴 바깥쪽에 두고 가슴을 모으듯이 눌러
줍니다. 그리고 어깨 부위를 가볍게 눌러 편안함과 부드러움을 담아
바닥으로 눌러 주고, 목뒤 근육은 한손으로 머리를 받치고 다른 한
손으로 가볍고 부드럽게 풀어 줍니다.

그다음 얼굴의 뭉친 근육(눈썹 밑, 광대, 턱)을 부분적으로 가벼우면
서 깊게 압을 가하여 눌러 주어 고객의 마음을 편안하게 합니다. 동
시에, 어떻게 어떤 부위를 집중 케어하여야 최대의 효과를 누릴 수
있는지 진단합니다.

이렇게 준비 단계를 시작으로 클렌징과 딥클렌징(각질 제거)을 실행하고 본격적으로 마사지 크림을 도포합니다. 피부관리사의 목적은 고객을 만족시켜 계속 이용하게 함으로써 고객께 아름다움과 건강을 선사하는 것입니다. 너무 효과만을 생각하여 과한 테크닉으로 불쾌감을 준다면 역효과가 날 수 있으므로 고객과의 원활한 소통이 가장 중요하다고 할 수 있습니다.

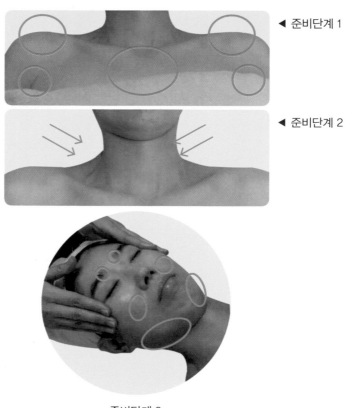

◀ 준비단계 1

◀ 준비단계 2

준비단계 3

마사지크림 도포 | 마사지크림 도포 시 얼굴 부위에는 탄력크림을 살짝 섞어서 도포하시면 피부에 탄력이 증가하며 윤기가 나는 것을 볼 수 있습니다. 부드럽게 얼굴 전체를 도포하고, 목·데콜테·가슴·팔·어깨·등까지 도포하면서 고객의 근육 상태를 체크합니다. 많이 뭉친 곳은 살짝 풀면서 체크하며 도포 합니다. 도포 후 관리사님에 따라 바디부터 시작하는 분이 계시고, 얼굴부터 시작하는 분이 계시기 때문에 몸에 익숙하고 편리한 방법으로 케어를 시작합니다.

이마 근육 케어 | 여기서는 얼굴부터 먼저 케어하는 방법을 설명하겠습니다. 대부분의 사람들이 두피와 이마 근육이 딱딱하게 굳어지면서 주름이 잡힙니다. 손가락 끝으로 이마 부위를 아래위로 문지르고, 손바닥 면을 이용해 위쪽으로 부드럽게 여러 차례 쓸어 주면서 이마 근육을 케어합니다.

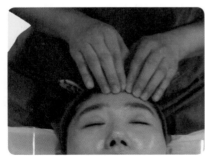

손가락 끝으로 상하 움직이면서
이마 근육 풀기

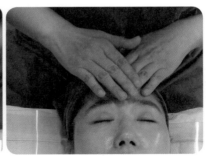

손바닥 면을 이용 위쪽으로
이마 쓸어 주기

미간 주름 케어 | 미간 주름 부위를 손바닥 면을 이용하여 위쪽으로 쓸어 올려 주고, 왼손 엄지와 중지손가락을 벌려 미간 근육을 잡고 오른손가락으로 문질러 준 후 다시 손바닥 면을 이용하여 위쪽으로 쓸어 올려 줍니다.

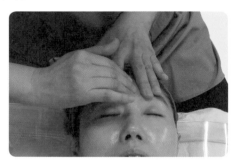

엄지와 중지 사이 미간 주름 풀기

눈꼬리와 관자놀이 케어 | 눈꼬리와 관자놀이 부위도 연결하여 양쪽 엄지손가락은 머리(헤어터번 위)에 고정시키고 양쪽 중지 손가락으로 원을 그리듯이 굴리며 딱딱해진 부위를 풀어 준 후 손바닥 면을 이용하여 위쪽으로 쓸어 올려 줍니다.

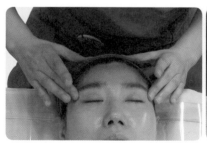

눈꼬리와 관자놀이 근육 풀기

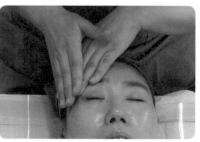

눈꼬리와 관자놀이 쓸기

눈썹 | 눈썹 부위는 코와 연결된 눈썹 밑을 위로 올리듯이 부드럽게 눈썹 끝 방향으로 양 손가락을 이용하여 쓸어 줍니다. 오른쪽 눈썹이 끝나면 자연스럽게 왼쪽도 같은 방법으로 케어합니다.

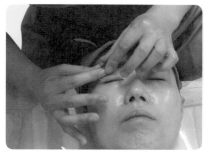
오른쪽 눈썹 케어

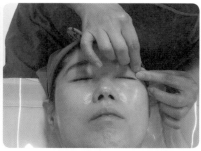
왼쪽 눈썹 케어

코 근육 | 눈썹이 끝난 후 코 양옆 근육을 손가락을 세워 자연스럽고 부드럽게 아래위로 오르락내리락하며 케어하고, 코볼도 중지 손가락 끝을 동글동글 굴리면서 여러 차례 케어합니다.

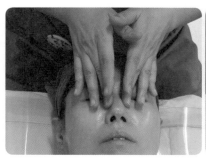

코라인 케어

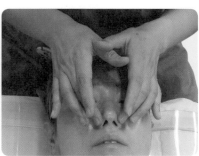
코볼 케어

팔자 주름, 턱, 입꼬리 | 콧등을 가볍게 쓸어 준 후 손을 팔자주름 부위로 옮겨 손가락을 이용하여 팔자 주름 부위를 위쪽으로 쓸어 줍니다. 양 엄지손가락은 턱 위에, 나머지 손가락은 턱 밑에서 얼굴을 받치고 엄지를 이용하여 턱 근육을 옆으로 쓸어 줍니다. 그리고 양손 중지를 이용하여 입꼬리 근육을 위쪽으로 여러 차례 올려 주며 풀어 줍니다.

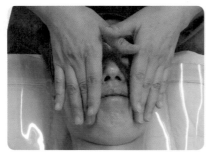
팔자주름 케어

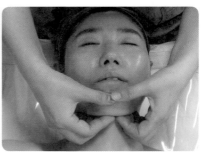
턱 케어

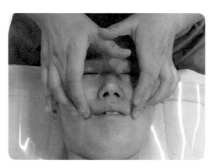
입꼬리 올리기

뺨과 턱 근육 케어 | 뺨 전체 근육을 양 손바닥과 손가락을 이용하여 부드럽게 위로 올리면서 동글동글 굴려 터치한 후, 양 손가락으로 턱을 감싸듯이 쥐고 턱밑 접친 주름 부위를 위쪽으로 밀어 올려 케어합니다. 이때 항상 손가락이 고객에게 불쾌감을 주지 않는 내에서 턱밑 깊숙이 손가락이 들어가게 하여 위쪽으로 밀어 올려 줍니다.

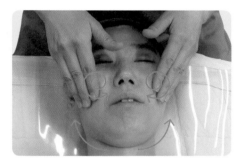

뺨 전체 근육 & 턱 풀기

양쪽 뺨 동시 털기 테크닉(팔자 주름 케어) & 눈 밑 주름 케어 | 양 손가락 면을 이용하여 뺨 털기 테크닉을 수십 차례 시행하면서 뺨 근육의 광대 밑 뼈가 만져지는 부위까지 털어 줍니다. 뺨 털기 케어가 끝난 후, 눈 밑 주름 케어를 시행합니다. 뺨 털기 1회, 엄지손가락으로 눈 밑 주름 쓸어내리기 1회 테크닉을 번갈아 가며 여러 차례 반복합니다.

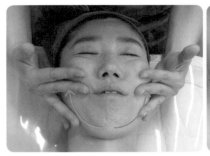 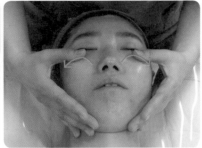

양쪽 뺨 동시 털기   눈 밑 주름 쓸기

팔자 주름과 턱 라인 케어 | ① 한쪽 뺨씩 선택하여 턱에서 귀까지 옮겨가며 뺨 털기 테크닉을 10회 이상 시행하고, ② 양쪽 손가락과 손바닥을 이용하여 턱 밑 처진 근육을 10회 이상 쓸어 올려 케어합니다. 턱 밑 처진 근육을 풀 때 손가락 끝은 턱 밑 입천장이 만져지는 깊숙한 곳까지 잘 밀어 넣으며 쓸어 올려 줍니다. ③ 턱 밑을 케어 후 교근도 주먹을 가볍게 쥔 후 손가락 마디 근육을 아래위로 움직이며 조심스럽게 풀어 줍니다. ④ 광대뼈 밑도 코 옆 비근부터 교근이 끝나는 곳까지 손가락을 구부려 10회 이상 반복하여 케어합니다.

한쪽 뺨 케어가 끝나면 반대쪽 뺨도 같은 방법으로 케어합니다. 얼굴 케어가 끝난 후 턱, 입꼬리, 광대 밑, 눈 주위를 가볍게 지압하듯 한 번 더 눌러 줍니다.

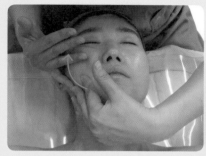

한쪽씩 번갈아 뺨 털기

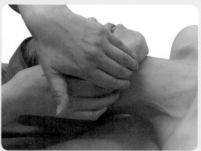

턱 및 처진 라인 끌어 올리기

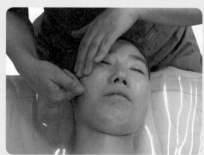

교근 풀기

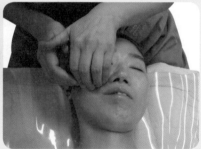

광대뼈 및 케어

Neck Technic

목주름 케어 | 얼굴을 왼쪽으로 돌리게 하고 목 케어를 실행합니다.

오른쪽 목 케어 | ① 왼손은 오른뺨 위에 살포시 올려놓고, 오른손으로 귀 바로 밑 목에서부터 어깨까지 부드럽게 쓸어내려 등 뒤쪽 어깨를 쓰다듬듯이 쓸어 다시 뒷목 위로 쓸어 올립니다. 이 동작을 반복적으로 손바닥을 밀착시켜 여러 차례 실행하고, ② 가볍게 주먹을 쥐고 승모근을 문질러 줍니다. 그 후, ③ 옆 목 근육도 문질러 주며 뭉친 정도를 진단하여 아프지 않게 케어합니다.

④ 목주름 케어가 끝난 뒤, 귀도 가볍게 주먹을 쥔 손으로 앞뒤로 문질러 주며 케어합니다. 대부분이 기분 좋게 느끼지만, 고객에 따라 극심한 스트레스나 피로가 누적된 분은 종종 통증을 호소하기 때문에 고객의 상태를 살펴 가며 케어합니다. ⑤ 귀를 케어한 다음 가볍게 주먹을 쥐고 중지와 약지의 구부린 손가락 사이로 턱 라인을 따라 귀 밑까지 근육을 풀어 줍니다.

⑥ 턱 라인 근육이 풀리면 교근을 다시 한 번 풀어 줍니다. 옆 턱 라인이 자연스럽게 잘 케어된 것을 확인 후 목 근육을 가볍게 문지르며 타고 내려가서 ⑦ 데콜테를 손가락으로 아프지 않게 풀어 준 후 ⑧ 양손바닥으로 어깨부터 귀밑까지 오른쪽 측면 목 근육을 여러 차례 쓸어 올려 줍니다.

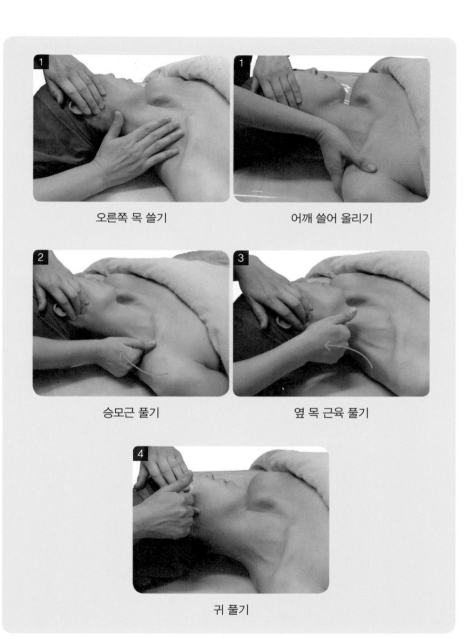

오른쪽 목 쓸기

어깨 쓸어 올리기

승모근 풀기

옆 목 근육 풀기

귀 풀기

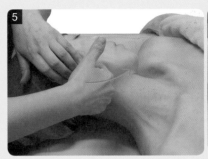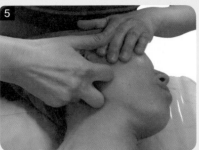

턱 라인 풀기

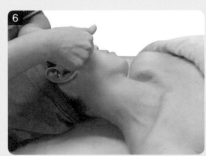

교근 풀기

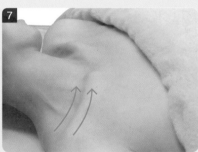

데콜테 풀기

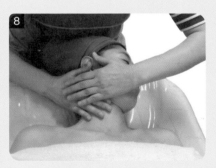

목 근육 쓸어 주기

정면 목 케어 | 오른쪽 목 케어가 끝난 후 고개를 정면으로 똑바로 향하게 하고 앞 목을 양손으로 여러 차례 쓸어 올려 줍니다. 목 전체를 충분히 쓸어 주고 난 후, 가볍게 주먹을 쥐고 동글동글 굴리면서 다시 한 번 목주름을 케어합니다. 특히 옆 턱 주름 부위를 케어할 때 고객이 아프지 않게 주의하면서 시행합니다.

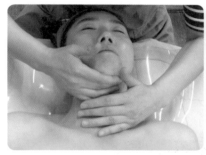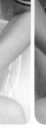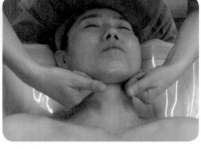

| 앞목 쓸기 | 가볍게 주먹 쥐고 목과 턱 동시 케어 |

왼쪽 목 케어 | 정면 목 케어가 끝난 후 고개를 오른쪽으로 돌리게 한 후, 오른쪽 목 케어와 동일한 방법으로 왼쪽 목도 케어합니다. ① 오른손은 왼뺨 위에 살포시 올려놓고, 왼손으로 귀 바로 밑 목에서부터 어깨까지 부드럽게 쓸어내려 등 뒤쪽을 쓰다듬듯이 쓸어 다시 뒷목 위로 쓸어 올립니다. 반복적으로 손바닥을 밀착시켜 여러 차례 실행합니다.

그다음 ② 가볍게 주먹을 쥐고 어깨 승모근을 문질러 준 후, ③ 옆 목 근육도 문질러 주며 뭉친 정도를 진단하여 아프지 않게 케어합니다. ④ 목주름 케어가 끝난 뒤, 귀도 가볍게 주먹을 쥔 손으로 앞뒤로 문질러 주며 케어합니다. ⑤ 귀를 케어한 다음, 가볍게 주먹을 쥐고 중지와 약지의 구부린 손가락 사이로 턱 라인을 따라 귀밑까지 근육을 풀어 줍니다.

⑥ 턱 라인 근육이 풀리면 교근을 다시 한 번 풀어 줍니다. 옆 턱 라인이 자연스럽게 잘 케어된 것을 확인 후 목 근육을 가볍게 문지르며 타고 내려가서 ⑦ 데콜테를 손가락으로 아프지 않게 풀어 준 후 ⑧ 양 손바닥으로 어깨부터 귀밑까지 왼쪽 측면 목 근육을 여러 차례 쓸어 올려 줍니다.

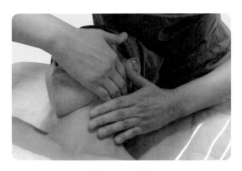

왼쪽 목 케어

뒷목 케어 | 고개를 정면을 향하게 한 후 ① 양손을 뒷목에 넣어 목 전체 근육을 손아귀에 쥐고, 대추열에서 후두근까지 힘을 적당히 준

상태에서 양손을 번갈아 가며 쓸어 올려 줍니다. ② 오른손가락으로 손가락 끝에 힘을 주어 목 근육을 쥐고 오른쪽으로 당기며 지압하듯 뭉친 정도를 판단하여 케어하고, 왼손가락도 목 근육을 쥐고 왼쪽으로 잡아당기며 같은 방법으로 뭉친 근육을 풀어 줍니다. ③ 오른손은 뒷목의 오른쪽 근육에 올려놓고, 왼손은 뒷목의 왼쪽에 올려놓은 상태로 대추혈에서 후두근까지 손가락 끝에 적당히 힘을 주어 쓸어 올립니다. 위의 3가지 방법을 번갈아 가며 사용하여 굳어지고 휘어지고 뭉친 목 근육을 케어하여 줍니다.

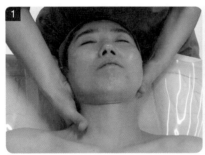

뒷목 근육 어섯 쓸기

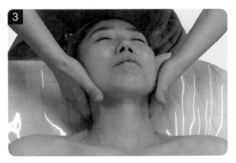

뭉친 목 근육 풀기

뒷 목 쓸기

승모근(어깨)

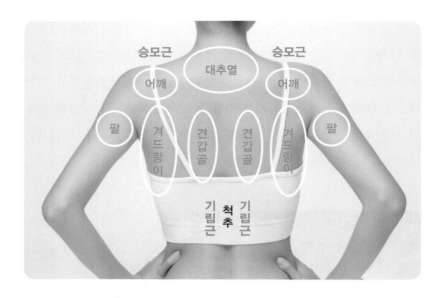

어깨 승모근 케어 | 나이가 들어가면서 점점 기력이 약해지는 노화 과정에서 등이 불룩 나오고, 허리가 휘어지며, 어깨가 딱딱하게 굳어 지기도 하고, 스트레스나 육체적 노동, 또는 책상 앞에서 오랜 시간 움직이지 않고 업무를 볼 때 등 여러 가지 이유로 잘 굳어져 뭉치는 근육입니다. 어깨 승모근부터 견갑골, 겨드랑이, 기립근이 딱딱하게 굳어 있는 분은 가능하면 등 후면 케어를 따로 받게 하는 것이 건강을 지키는 현명한 방법입니다.

손가락으로 무리하여 풀다 보면 손이 망가지는 관리사님들이 많이 있습니다. 피부 관리사에게 손은 생명과도 같이 소중한 것이기 때문에 항상 손을 편안하고 부드럽게 관리하여 오랫동안 직업을 유지할 수 있게 보호하여 줄 필요가 있습니다. 고객의 건강이나 만족도 중요하지만, 관리사님들의 손 보호가 더 우선시되어야 합니다.

어깨의 근육은 엄지손가락은 위쪽에 나머지 손가락은 아래에 놓고 다섯 손가락에 적절히 힘을 가하여 동글동글 조물조물 움직여 주며 케어합니다. 승모근이 말랑말랑해져서 근육 밑 뼈 근처까지 손가락이 들어갈 수 있으면 잘 케어된 것입니다.

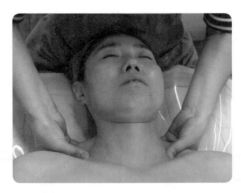

승모근 풀기

등(기립근, 겨드랑이, 견갑골)

손바닥을 바닥을 향하게 하고 고객의 등 밑으로 밀어 넣습니다. ①
척추 양옆(기립근)에 양손을 넣고 아래위로 움직여 줍니다. 등 뭉친
정도에 따라 손등을 세우기도 하고, 평평하게 펴기도 합니다. 등이
딱딱하게 굳어 있을 경우 손등을 너무 세우면 고객이 고통스러워하기
때문에 손등을 평평하게 눕혀 움직이면서 조금씩 풀리는 정도를 보고
손등을 세워 케어합니다.

② 기립근을 케어 후 양손을 옆으로 옮겨 겨드랑이 근육도 같은 방
법으로 아래위로 움직여 케어합니다. ③ 견갑골을 풀 때는 오른손은
오른쪽 견갑골 밑에 넣고 왼손을 오른쪽 어깨에 살포시 누르면서 위
와 같은 방법으로 아래위로 움직여 줍니다. 왼쪽 견갑골은 반대로 왼
손을 왼쪽 견갑골 밑에 넣고 오른손을 왼쪽 어깨에 살포시 누르면서
같은 방법으로 아래위로 움직여 줍니다.

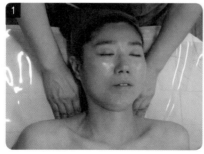

기립근 풀기

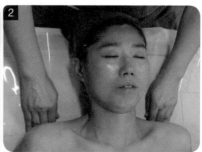

겨드랑이 풀기

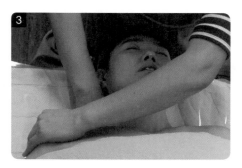

견갑골 풀기

팔 풀기

  팔 케어는 양쪽 손아귀에 고객의 팔뚝을 잡고 가볍게 팔꿈치가 있
는 곳까지 내리면서 근육이 뭉쳐 있는지 진단하여 뭉친 곳은 집중적
으로 손가락을 이용하여 아래위로 움직이며 풀어 줍니다. 손이 아래
위로 부드럽게 잘 이동될 때까지 케어하고, 손으로 케어가 힘들 정도
로 상태가 심하게 좋지 않은 분의 경우, 등 후면 케어를 권유하여 적
당한 도구(괄사)의 도움을 받아 케어합니다.

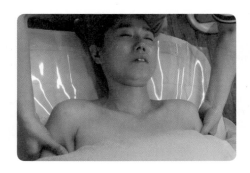

데콜테

　데콜테는 양 손바닥을 이용하여 겨드랑이와 연결하여 케어합니다.
① 오른쪽 손바닥을 왼쪽 어깨에 살포시 얹고, 왼쪽 손등을 오른쪽
손등에 얹어 오른쪽 어깨 끝까지 밀어 줍니다. 자세를 바꾸어 왼손바
닥을 오른쪽 어깨에 얹고, 오른쪽 손등을 왼쪽 손등에 얹어 왼쪽 어
깨 끝까지 밀어 줍니다. 이 동작을 여러 번 반복하여 주면서 데콜테
와 앞 어깨까지 케어한 후, ② 양 손바닥 면을 이용하여 각 겨드랑이

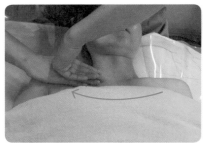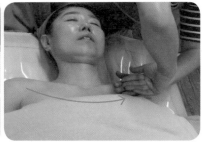

데콜테 풀기

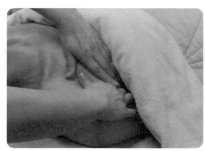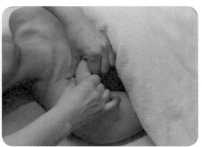

겨드랑이로 뭉친 근육 & 독소 밀어 내기　　겨드랑이로 뭉친 근육 & 독소 풀기

쪽으로 밀어 주며 뭉친 근육을 풀어 줍니다. 그리고 ③ 각 겨드랑이 안쪽 근육은 열손가락을 이용하여 겨드랑이 깊숙이 넣어 손에 잡히는 덩어리를 조물조물 풀어 줍니다.

가슴 풀기

양손가락을 가슴 위, 가슴 사이, 가슴 밑 뭉친 부위를 동글동글 굴리면서 케어합니다. 등이 휘면서 앞쪽 가슴이 메마른 분도 있고, 피로나 각종 스트레스로 인해 두툼하게 굳어진 분도 있습니다. 심한 고객은 터치할 때마다 고통을 호소하기 때문에 한 번에 풀려고 하지 말고 천천히 여러 차례 시도합니다. 앞가슴 쪽이 잘 케어되어야 등이 평평하게 잘 펴집니다. 가슴 한복판이 메말라 있거나 두툼하게 뭉쳐 있는 분은 등도 불룩 튀어나와 있으며, 항상 가슴이 답답함을 호소하므로 시간을 가지고 정성스럽게 케어해야 합니다.

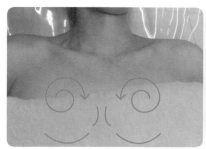
가슴 위, 가슴 사이, 가슴 밑 케어

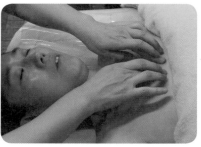
가슴 풀기

마무리

　마무리는 모든 부위 케어가 다 끝난 후 데콜테와 팔을 한 번 더 쓰다듬기 하고, 등 부위 척추 옆 기립근을 손가락으로 여러 차례 위로 쓸어 줍니다. 그다음 견갑골을 손가락으로 동글동글 굴려 잘 풀어졌는지 확인 후, 뒷목 근육을 후두근이 있는 곳까지 한 번 더 케어 후 끝냅니다.

　핸들링이 끝난 후 깨끗한 해면으로 닦아 낸 후, 따뜻한 온습포로 한 번 더 닦아 내고, 크림 팩을 도포한 후, 모델링으로 덮어 줍니다. 15분에서 20분이 경과한 후 모델링을 제거하고, 해면과 냉습포로 닦아 냅니다. 냉습포 사용 시 양 눈썹 밑 미간, 광대 밑, 턱 밑을 위로 당겨 주고, 옆 치근과 교근 부위를 양 손바닥 면을 이용하여 앞으로 모아 위로 올려 줍니다. 마무리할 때 마른 타월로 얼굴을 한 번 더 모아 줍니다.

　모든 단계가 끝난 후 앉은 자세에서 척추와 등 전체 근육, 승모근, 목근육, 두피를 한 번 더 가볍게 풀어 주고 마무리합니다.

4장

Skin Trouble & 여드름 케어
(문제성 피부)

- ◆ 클렌징
- ◆ 스티머 씌우기
- ◆ 각질 제거
- ◆ 트러블&여드름 피부
  Manual Technic
- ◆ 알로에의 효능
- ◆ 초음파기계나 진정시키는
  기기 사용
- ◆ 크림팩(알로에 또는 진정팩)
- ◆ 모델링(참숯)+스티머 씌우기
- ◆ 숯(Charcoal)의 효능
- ◆ 고객 교육

일시적 상태의 트러블과
여드름 케어 방법

Trouble Skin(문제성 피부)은 반드시 상태의 심각성에 따라 전문 의사의 진료가 필요합니다. 4장에서는 단순한 미세먼지나 간단한 오염, 피로 누적, 지성 피부, 청소년기의 호르몬 과다 분비와 같은 일시적인 상태의 트러블(Trouble)이나 여드름을 케어합니다. 초음파기, 알로에, 스티머 등 다양한 방법을 만나 보세요!

클렌징

트러블이 있는 고객의 얼굴을 전문 진정라인 제품인 클렌징을 사용하여 부드럽게 자극이 가지 않게 골고루 러빙(rubbing: 문지르다)하여 주고 깨끗한 해면과 온습포를 사용하여 닦아 줍니다.

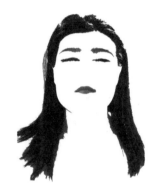

미세먼지와 이물질을 깨끗이 제거합니다.

스티머 씌우기

각질 제거에 들어가기 전에 스티머를 사용하여 깨끗한 온습포로 고객의 얼굴을 잘 감싸고 충분히 수분을 공급하여 줍니다. 이때 공급된 수분이 트러블이나 여드름 피부를 잘 진정시키

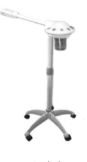

스티머

는 효과가 있으며, 피부에 자극을 주지 않고 미세먼지나 각질이 부드럽게 제거됩니다.

스티머 기계는 관리사님들마다 선호하는 기계가 있으므로 수정기의 입자가 곱고, 기계의 청소가 용이하며, 고장이 잘 나지 않는 것으로 선택하시면 됩니다.

각질 제거

촉촉하게 수분 공급이 잘되어 있는 트러블 피부를 가진 고객의 얼굴에 진정라인 제품이나 순한 각질 제거제를 도포하고 마치 피부를 스치듯이 부드럽게 살포시 목, 아래턱, 위턱, 뺨, 입술 주위, 코, 눈 주위, 이마까지 골고루 러빙하여 각질을 제거합니다.

각질을 제거할 때 고객의 피부에 손상이 가지 않게 조심합니다. 강한 손놀림이나 거친 케어는 이미 트러블을 일으킨 고객의 얼굴에 2차 감염을 일으킬 수 있으므로 최대한 부드럽게 러빙하여 줍니다. 러빙이 끝난 후 깨끗한 해면과 온습포로 닦아 줍니다.

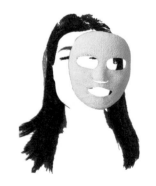

피부 손상 없는 부드러운 각질제거

트러블&여드름 피부 *Manual Technic*

각질 제거가 끝난 후 진정라인 마사지 크림을 고객의 얼굴에 도포하고 Manual Technic을 실행합니다. 알로에로 Manual Technic(3장의 'Face Technic' 참고)을 실행해도 좋습니다. 트러블이나 여드름 피부에는 최대한 자극을 주지 않고 진정시키는 테크닉을 실행하여야 합니다.

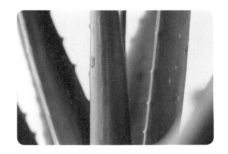

알로에의 효능

알로에는 백합과에 속하는 여러해살이풀로, 원산지는 아프리카 열대 지방과 지중해 연안입니다. 고대로부터 '신비의 물질', '하늘의 축복'이라 불리던 인류 최초의 약초라 할 수 있습니다. 알로에에는 여러가지 효능이 있으나, 여기에서는 피부 미용에 관련된 것만 소개하고자 합니다.

변비 | 알로에 에모딘 및 알로에인 성분이 장의 점막을 자극, 장의 운동을 원활하게 하여 약해진 소장과 대장의 기능을 돕고 변비를 치유하여 장을 깨끗하게 비워 주므로 트러블&여드름 피부가 깨끗하게 개선되는 것을 볼 수 있습니다.

여드름, 기미 등 피부 미백 효과 | 알로에의 알로인 성분은 멜라닌색소의 성장을 억제하여 피부 침착을 방지하고 기미나 주근깨를 예방할 뿐만 아니라, 피부의 손상 부위를 생성시켜 여드름 흔적이 남는 것을 방지합니다. 또한 알로화이트 성분은 피지 분지를 원활하게 하여 피부를 건강하고 깨끗하게 만들어 주므로 피부 미백에 효과적입니다.

위장변, 위궤양, 십이장궤양 | 알로에의 주성분인 알로인, 에모딘, 알로에닌 성분이 위액 분비를 촉진시켜 소화 흡수를 돕고, 알로에 울신 성분은 손상 부위를 생성하여 상처 부위를 치료하고, 위벽과 장벽을 보호합니다. 알로에는 염증을 진정시키고 새로운 조직이 흉터를 치유할 수 있도록 도와주므로 내장기관이 치유되면 트러블&여드름 피부도 개선됩니다.

상처 치유 | 알로에는 오래전부터 상처 주위의 세포간 매우 복잡한 반응으로 인해 치유할 수 있는 매개물질로 알려져 있습니다.

초음파기계나 진정시키는 기기 사용

Manual Technic이 끝난 후 초음파기계나 기타 관리사
님들이 선호하는 진정시키는 기능이 있는 기기를 사용
하여 얼굴을 한 번 더 진정시켜 줍니다.

초음파기계는 초음파를 이용하여 피부와 근육까지 깊
게는 10㎝ 이상 침투할 수 있는 심부열 치료기기로서
혈액순환 증가, 통증 완화, 근육 이완의 효과가 있으며
상처 치유에도 효과적입니다. 얼굴 부위는 5~10분 정
도 케어합니다.

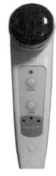

초음파기

크림팩(알로에 또는 진정팩)

초음파기계를 사용한 후, 크림팩으로는 진정라인 팩을 사용하여도
되고, 알로에로 크림팩을 대신 사용하여도 좋습니다.

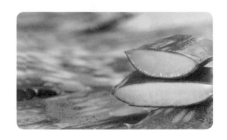

모델링(참숯) + 스티머 씌우기

알로에나 진정 크림팩을 도포한 후, 참숯이 들어간 모델링을 덩어리가 없는 상태로 부드럽고 곱게 개어서 거즈를 올린 얼굴 위에 골고루 도포하여 줍니다.

도포 후 5~10분이 경과되면 참숯모델링이 살짝 굳어집니다. 굳어진 모델링 위에 깨끗한 온습포를 살포시 포개어 놓고 여드름이나 트러블이 많은 부위를 타깃으로 스티머를 집중적으로 움직여 가면서 씌워 줍니다.

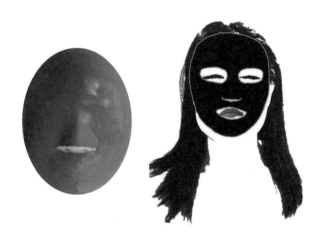

숯(Charcoal)의 효능

숯이 더러움을 멀리하고 깨끗하게 하는 기능을 가졌다 하여 예로부터 간장을 담글 때와 아기가 태어난 집에서 금줄을 문간에 내걸 때에도 숯을 매달아 놓았습니다.

숯은 취사와 난방용 등의 연료뿐만 아니라 냄새와 독을 제거하는 역할도 하며, 현재에는 흡수제나 필터 재료로 널리 쓰이고 있고, 최근에 숯은 요리용으로의 우수성과 고흡착, 고알칼리, 미네랄 함유, 살균, 방부, 전자파 차단 등으로 인해 생산 및 이용이 증가되고 있습니다.

숯은 체내에 유해한 화학물질을 피부에서 배출시키므로 아토피성 피부염과 피부 미용에 좋을 뿐만 아니라, 습도를 조절하여 가습기 역할을 하며, 분해하는 능력을 가지고 있어 정수 효과가 있습니다.

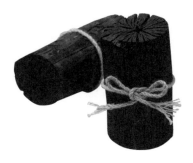

고객 교육

트러블이나 여드름이 많이 생겨 케어를 원하는 고객께는 반드시 예방을 위한 교육이 우선되어야 합니다.

1 깨끗한 세안이 필수입니다. 입자가 고운 부드러운 버블을 일으키는 폼클렌징으로 얼굴을 골고루 문지른 후 여러 번 깨끗하게 헹궈 내는 것이 좋습니다. 헹굴 때는 문지르지 마시고 물로 끼얹어 가면서 헹궈 줍니다. 서두르지 마시고 미세먼지와 각종 오염물질을 잘 제거하여야 합니다.

2 절대로 손톱으로 짜지 않습니다. 손톱으로 짤 경우 기존 트러블 부위 주위로 상처가 발생하므로 세균이 번질 우려가 발생합니다. 손에 의한 2차 감염을 예방하기 위해 절대로 짜지 않고 진정 제품을 사용해야 합니다. 알로에나 달팽이점액과 같은 수분이 많이 들어 있는 제품이 진정 작용에 도움을 줍니다. 여드름이나 트러블 피부를 계속 손으로 짤 경우, 나이가 들면 모공이 커지거나 기미 또는 검버섯으로 자리를 잡을 수 있습니다.

3 충분한 수면을 취하여야 합니다. 잠을 충분히 자지 않을 경우, 호르몬 이상이 생겨 과다한 트러블이 일어나기도 합니다. 우리 몸에는 자연치유능력이 있어 충분한 수면은 얼굴의 트러블을 자연적으

로 개선시켜 주기도 합니다.

4 기름기 많은 음식이나 밀가루 종류의 음식은 피합니다. 얼굴에 과
  다한 여드름이나 트러블이 났을 때는 기름진 음식이나 밀가루 음식
  은 피하고 물과 채소를 많이 섭취하여 주는 것이 좋습니다.

5 규칙적인 생활습관을 가지도록 합니다. 정해진 시간에 자고 정해
  진 시간에 일어나고 규칙적인 시간에 식사하는 습관이 호르몬을 원
  활하게 분비되게 하여 트러블을 예방할 수 있습니다.

5장

주름 스페셜 케어

- ◆ 얼굴 표정이나 습관에
  의해 생긴 주름 형태
- ◆ 주름 스페셜 케어
  (일반인과 전문가)
- ◆ 턱 케어   ◆ 치근
- ◆ 입술 주름   ◆ 교근
- ◆ 비근
- ◆ 관자놀이와 눈꼬리
- ◆ 눈꼬리   ◆ 미간 주름
- ◆ 이마 주름   ◆ 두피 케어

일반인도 따라 할 수 있는
주름 스페셜 케어

얼굴 표정이나 습관에 따라 다양한 부위에 주름이 생기게 마련입니다. 5장에서는 나의 습관을 돌아보며 주름을 살펴보고, 마그네슘 링만 있으면 일반인이나 전문가 누구나 할 수 있는 주름 스페셜 케어 방법을 알아봅니다. 더불어 딱딱해진 두피를 부드럽게 풀어 주는 마사지법을 통해 피로도 날려 버리세요!

얼굴 표정이나 습관에 의해 생긴 주름 형태

턱에 힘을 주고 말하는 습관이 있는 분 |
턱이 뾰족해지며 이중 턱 주름이 생깁니다.

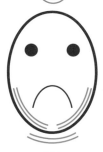

입술을 옆으로 찌익 늘이는 습관이 있는 분 |
턱 옆주름과 목주름이 많이 생깁니다.

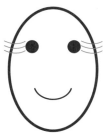

눈웃음을 지으며 이야기하는 습관이 있는 분 |
눈 옆주름이 많이 생깁니다.

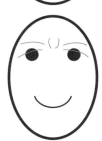

인상(노환)을 쓰며 이야기하는 습관이 있는 분 |
미간 주름이 생기며, 이마가 옆으로 벌어져 네모
져 보이고, 눈꼬리가 내려가고 눈썹꼬리부위나
눈썹전체가 딱딱해지면서 눈이 작아집니다(노환,
안구건조증, 시력 저하 등의 원인이 됩니다).

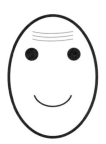

눈을 치켜뜨는 습관이 있는 분 |
이마에 주름이 생깁니다.

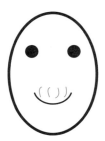

말을 많이 하거나 직업상 말을 많이 해야 하는 분 |
입술 위 고양이 주름이 생깁니다.

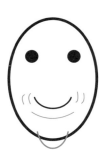

평상시 입에 힘을 주는 습관이 있는 분 |
입술 밑이 꺼져 내려가고 입술 옆에 주름이 생기
며 턱이 앞으로 돌출되어 길어집니다.

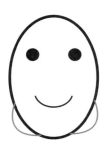

어금니를 물고 있거나 딱딱한 음식을 좋아하는 분 |
사각턱이 됩니다.

등이나 어깨가 두툼한 분 |
목 길이가 짧아집니다.

허리가 아프거나 높은 베개를 베고 자는 분 |
목주름이 생깁니다.

위의 모양 중 자신이 해당하는 사진을 찾아 자가 진단하여 습관을
고치면 주름을 예방하실 수 있습니다.

주름 스페셜 케어(일반인과 전문가)

딥클렌징(각질제거)이 끝나고, 해면과 온습포로 얼굴을 깨끗이 닦은
후 토너와 탄력크림(러브온미 탄력영양크림이 효과적)을 도포합니다. 그
상태에서 30분 이상 마그네슘 링을 사용하여 얼굴 전체와 두피까지
주름 스페셜 케어를 시행해 줍니다. 먼저, 얼굴을 반으로 구분하여
페이스를 왼쪽으로 돌려놓고 오른쪽 턱 부위부터 시작합니다(사람의
얼굴 대칭 정도에 따라 왼쪽이 심하게 비대칭일 때는 왼쪽부터 시작해도 무방
합니다).

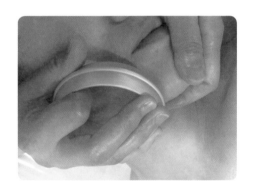

순서는 '턱 → 치근 → 교근 → 광대뼈 → 비근 → 관자놀이 → 눈꼬
리 → 미간 → 이마'까지 진피층을 터치하여 줍니다.

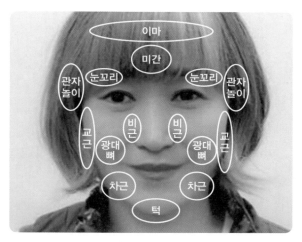

얼굴의 근육 명칭

주름스페셜 케어는 마그네슘 링을 이용하여 다음과 같은 3가지 기법을 사용할 수 있습니다.

첫째, 마그네슘 링을 천천히 깊숙이 눌러 유지하는 기법입니다. 눈꼬리, 미간 주름, 두툼한 주걱턱이나 치근 부위 사각턱처럼 극심하게 두꺼운 부위에 주로 많이 사용됩니다.

둘째, 마그네슘 링을 가볍게 누르면서 옆으로 이동하는 테크닉입니다. 통증에 민감하여 고통스러워하는 고객을 위해 사용되며, 주로 갑상선 저하증이 있는 분에게 사용됩니다. 효과는 다소 떨어질 수 있습니다.

셋째, 마그네슘 링을 누른 상태에서 속을 문질러 주는 기법입니다. 두피 케어나, 미간 주름, 눈꼬리, 치근, 턱을 케어할 때 사용됩니다.

턱 케어

턱 주위는 나이가 들어 갈수록 말을 할 때마다 턱에 힘을 주는 경향이 있어 단단하게 뭉치거나 뾰족하게 내려가면서 턱 주름이 생기거나 또는 턱이 처지면서 이중 또는 삼중 턱이 됩니다.

마그네슘 링이 턱의 진피층까지 들어가게 눌러 그 상태로 진피층을 좌우로 살짝 움직여 주었다가 떼고 옆으로 옮겨 다시 같은 동작을 반복하면, 어혈이나 멍이 들지 않고 턱 주름이 펴지거나 딱딱하게 굳어져 앞으로 돌출되거나 두툼해진 턱이 말랑말랑해지며 슬림해집니다.

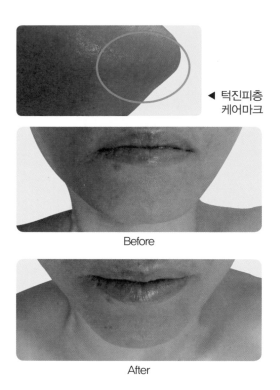

◀ 턱진피층
케어마크

Before

After

옆에서 본 턱 주름 모양

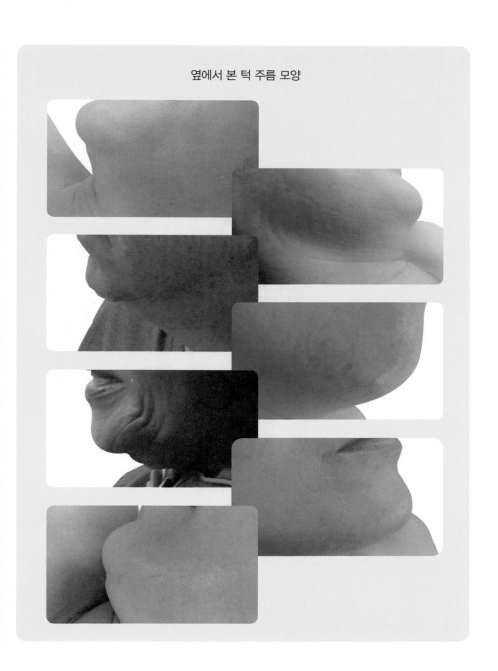

진피층 케어 마크는 아래와 같이 십자 모양으로 크로스하여 다시 관리
하면 자국이 없어집니다.

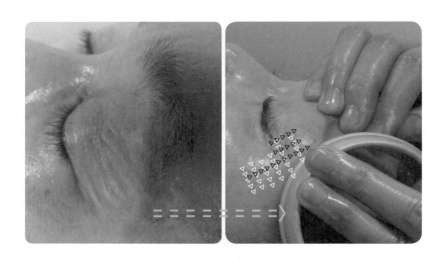

마그네슘 링을 사용하는 모든 케어 과정은 손이 미끄러지지 않게
조심스럽게 진행되어야 하며, 안전하게 양손을 사용하여 고객이 불
쾌해하거나 불편해하지 않도록 얼굴을 잘 고정시킨 후 관리하여야
합니다.

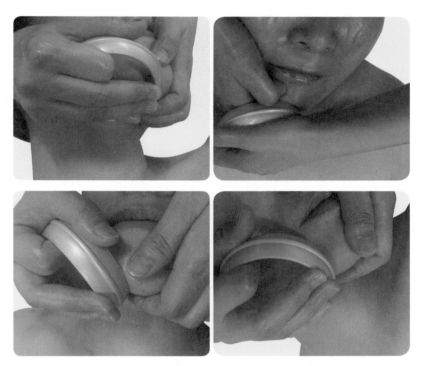

손이 미끄러지지 않게 잡은 안전한 손 모양

치근

딱딱한 음식을 좋아해서 마른 오징어나 갈비 기타 음식을 많이 씹었거나, 평상시 힘들 때마다 어금니에 힘을 주는 습관이 있는 분, 잠잘 때 치아를 악물고 자는 습관이 있는 분들이 사각턱으로 변형된 경우가 많습니다. 이러한 분들의 V라인을 위해 치근은 꼭 관리해야 하는 중요한 부분이며, 치근이 잘 관리되면 잇몸이 처지지 않고 탄력이 생겨 치아 흔들림을 예방해 줍니다.

치근을 한 손으로 잘 잡고 링을 잡은 손이 미끄러지지 않게 위 방향으로, 손바닥 힘을 이용해 진피층까지 마그네슘 링을 고객이 아프지 않게 조심스럽게 지그시 누른 상태로 진피층을 좌우로 살짝 움직여 주었다가 떼고 옆으로 옮겨 다시 같은 동작을 반복해 줍니다. 어혈이나 멍이 들지 않고 치근이 얇아지며 가벼워집니다. 한 번에 너무 깊게 들어가면 멍이 들거나 고통을 호소할 수 있으니, 가볍게 여러 번 시도하여 치근을 풀어 주는 것이 좋습니다.

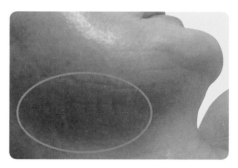

치근 진피층 케어마크

치근이 발달되어 사각으로 보이는 턱 모양

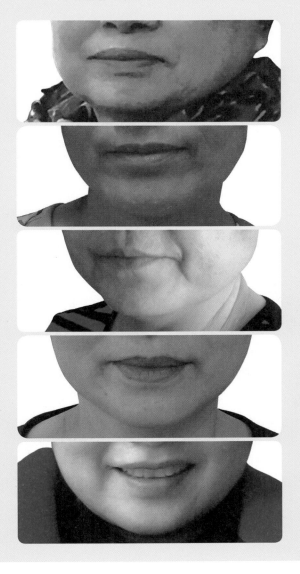

입술 주름

'고양이 주름'이라고도 불리며, 위와 동일한 방법으로 진피층까지 마그네슘 링을 고객님이 아프지 않도록 조심스럽게 누른 상태로 진피층을 좌우로 살짝 움직여 주었다가 떼고 옆으로 옮겨 다시 같은 동작을 반복하면 어혈이나 멍이 들지 않고 입술 주름이 없어집니다. 치아가 다치지 않도록 조심스럽게 케어합니다.

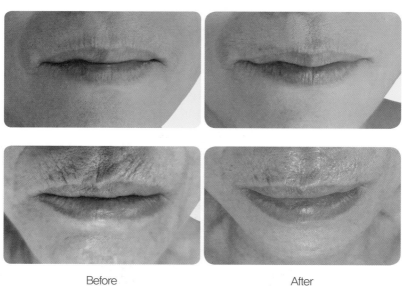

Before   After

고양이 주름 케어 전후 모양

말은 하지 않고 혼자 어떤 일에 집중할 때 나이가 드신 분들은 대부분 입꼬리가 내려가 못난이 인형처럼 입술이 역으로 자리를 잡게 됩니다. 그리고 입술 밑이나 입꼬리 옆쪽으로 주름이 잡히고 턱이 밑으로 뾰족하게 내려가며 옆에서 보면 이중 턱이 보입니다. 이러한 분들을 위해 특별한 방법을 추천해 드립니다. 혀끝을 입천장에 닿도록 하면 입꼬리가 내려가지 않고 턱이 뾰족하게 튀어나오거나 입술 밑에 움푹 팬 주름이나 입술 옆주름이 예방됩니다.

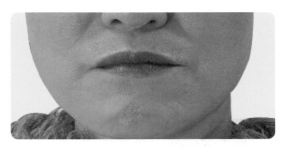

못난이 인형 입술

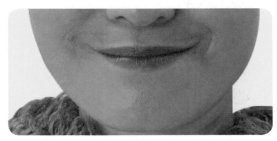

혀끝을 입천장에 붙인 입술

교근

　얼굴 전체 모양에 밀접한 연관이 있어 대부분의 관리사님들이 교근만 잡아 주는 경향이 있습니다. 그런데 그렇게 교근만 풀 경우, 팔자 주름은 그냥 남게 됩니다. 팔자 주름은 교근과 광대뼈 밑 그리고 비근을 같이 풀어 주어야 없어지며, 아름다운 V라인 얼굴 형태가 만들어집니다.

　교근도 같은 방법으로 진피층까지 마그네슘 링을 고객이 아프지 않도록 조심스럽게 누른 상태로 진피층을 좌우로 살짝 움직여 주었다가 떼고 옆으로 옮겨 다시 같은 동작을 반복하여 줍니다. 마그네슘 링이 미끄러지지 않게 손으로 얼굴 근육을 잘 고정하여 쥐고 조심스럽게 케어합니다.

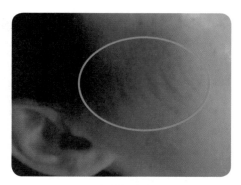

교근 진피층 케어 마크

비근

코 옆 근육인 비근도 위와 같은 방법으로 진행하여 줍니다. 진피층까지 마그네슘 링을 고객이 아프지 않게 조심스럽게 누른 상태로 진피층을 좌우로 살짝 움직여 주었다가 떼고 옆으로 옮겨 다시 같은 동작을 반복하여 줍니다. 팔자 주름이 심하신 분은 비근을 풀 경우 코가 뻥 뚫리며 시원해지는 것을 느낄 수 있습니다.

팔자가 생기면서 광대 안쪽에 근육이 형성됩니다. 그 근육을 잘 풀어 주면 광대가 탱탱하게 땅겨 올라붙으며 얼굴이 작아 보입니다.

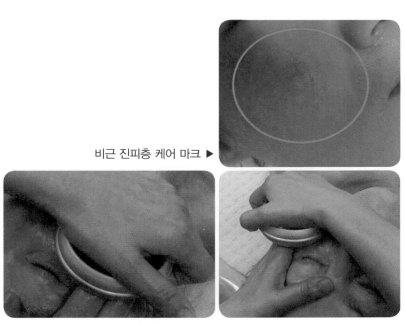

비근 진피층 케어 마크 ▶

비근을 안전하게 잡아서 시술하는 모습

위의 모든 케어는 밀접한 연관성을 갖고 있으므로 턱, 치근, 교근, 비근 그리고 광대뼈 주위의 진피층을 마그네슘 링으로 잘 풀어 주면 우리 몸의 자체 재생 능력이 얼굴에 V라인을 만들어 주고 입술 옆 뺨에 있는 주름이 팽팽하게 펴집니다.

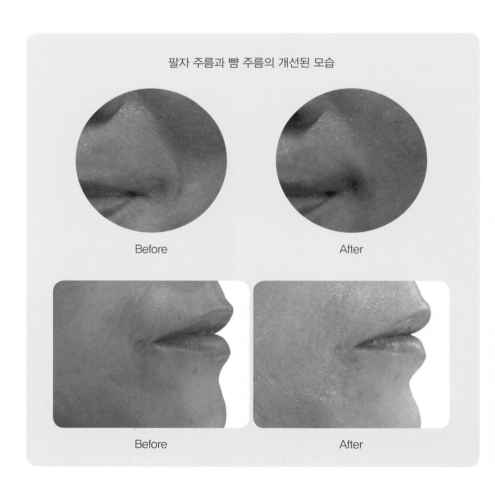

팔자 주름과 뺨 주름의 개선된 모습

Before

After

Before

After

사각턱이 예쁘게 V라인으로 변한 모습

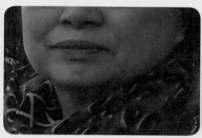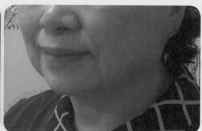

위 사진과 같이 팔자 주름이 잘 펴져 올라붙어 얼굴이 V라인이 됩니다. 이렇게 V라인이 만들어지면 치아를 받치는 근육이 튼튼해져 이가 잘 고정되며 치아의 흔들림이나 약해짐을 방지하고, 양치질만 잘하면 치아를 오래오래 건강하게 사용할 수 있게 됩니다(팔자 주름은 잇몸을 내려앉혀 치근이 틀어지며 치아가 흔들리게 되어 치아 건강을 해치는 결과를 초래합니다).

관자놀이와 눈꼬리

관자놀이와 눈꼬리를 연결하여 케어합니다.

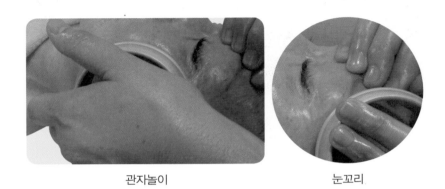

관자놀이   눈꼬리

눈꼬리

눈꼬리 부분은 대부분의 관리사분들이 터치하지 않는 부분이지만 눈은 물론 전체적인 얼굴 탄력과 밀접한 관련이 있는 곳이며, 꼭 풀어 주어야 하는 곳입니다. 왜냐하면 눈꼬리가 딱딱하게 굳어지면서 이마 부위 얼굴 형태가 사각으로 넓어져 보이며, 눈 옆주름은 물론 눈 밑 처짐과 눈 밑 주름이 커튼이 처지듯 생기기 때문입니다.

눈꼬리와 관자놀이도 위와 같은 방법으로 진피층까지 마그네슘 링을 아프지 않게 조심스럽게 눌러 그 상태로 진피층을 좌우로 살짝 움직여 주었다가 떼고 옆으로 옮겨 다시 같은 동작을 반복하여 줍니다. 이때 눈 밑에서 눈을 받치고 있는 물렁뼈가 있는 부분은 절대로 터치하지 않습니다. 비록 커튼이 처진 것처럼 주름이 잡혀 있고 노환으로 눈 밑이 움푹 꺼져 있더라도 직접 터치하는 절대 금물입니다. 눈 밑 물렁뼈는 너무 약해 부러지기 쉬우므로 광대뼈 주위를 밑에서 위 방향으로 밀며 조심스럽게 케어합니다.

눈꼬리 부분은 손으로 만졌을 때 오랫동안의 인상이 고스란히 뼈처럼 단단하게 굳어진 것을 알 수 있습니다. 가장 펴기 어려운 부분이므로 말랑말랑해질 때까지는 한 번에 펴려고 하지 말고, 여러 차례에 나누어 시도합니다. 단시간에 개선하려고 욕심을 낼 경우 고객에게 고통과 멍 자국을 남길 수 있습니다.

Tip

이때 고객이 오른쪽이나 왼쪽 중 한쪽만 바늘로 콕콕 찌르듯이 아프다는 통증을 호소할 경우, 케어 방법을 바꾸어 주어야 합니다. 마그네슘 링을 최대한 가볍게 누르고 깊이 들어가지 않게 진피층을 터치하여 케어합니다. 이 같은 경우는 고객이 충분한 수면을 취하지 못하였거나 극심한 스트레스를 받아서 극도의 피로가 쌓여 있을 때이므로 무리하게 케어하지 않습니다.

또한 가끔씩 고객의 눈이 떨리거나 얼굴 부위에 가볍게 떨림이 있을 때에도 마그네슘 링을 이용하여 위와 같은 방법으로 가볍게 주름 스페셜 케어를 하면, 금방 떨림이 멈추는 것을 볼 수 있습니다.

눈꼬리 주름은 손으로 만졌을 때 굉장히 단단하며 한 번에 펴기 어려우므로 다음과 같이 3부분으로 나누어 케어합니다.

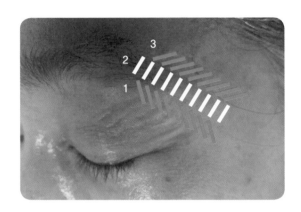

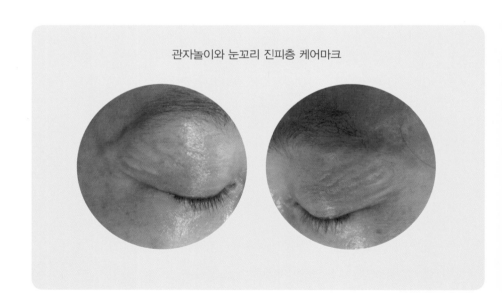

관자놀이와 눈꼬리 진피층 케어마크

극심한 눈가주름 케어

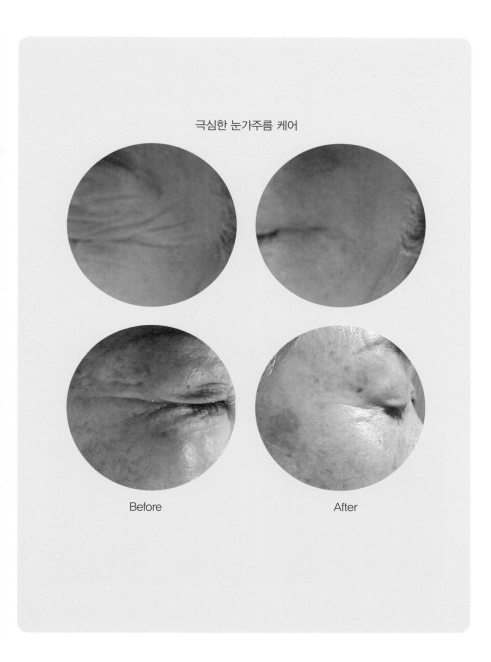

Before

After

미간 주름

　얼굴 한가운데 자리하고 있으며, 40대를 전후하면서 모든 사람들이 관심을 가지는 부위입니다. 미간 주름도 위와 같은 방법으로 진피층까지 마그네슘 링을 이용하여 고객이 아프지 않게 조심스럽게 누른 상태로 진피층을 좌우로 살짝 움직여 주었다가 떼고 옆으로 옮겨 다시 같은 동작을 반복하여 줍니다.

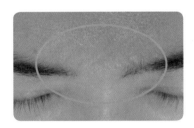

미간주름 진피층 케어마크

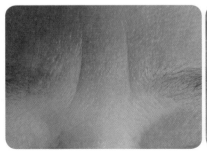

Before　　　　　　　　　　　　After

미간 주름도 눈꼬리 주름과 마찬가지로 손으로 만졌을 때 굉장히 단단하며 한 번에 펴기 어려우므로 다음과 같이 4부분으로 나누어 케어합니다.

미간 주름 케어 순서

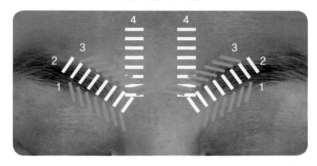

미간 주름의 종류

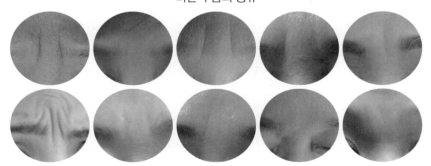

이마 주름

　위와 같은 방법으로 진피층까지 마그네슘 링을 고객이 아프지 않도록 조심스럽게 누른 상태로 진피층을 좌우로 살짝 움직여 주었다가 떼고 옆으로 옮겨 다시 같은 동작을 반복하여 줍니다. 이마 주름이 깊은 사람은 진피층을 누른 상태에서 그대로 주름 반대 결 방향으로 1㎜ 정도씩 밀어 주는 동작을 반복하여 줍니다.

　주름 케어 후 자국마크가 생긴 것은 반대 결 방향으로 진피층까지 고객이 아프지 않게 마그네슘을 조심스럽게 누른 상태로 진피층을 좌우로 살짝 움직여 주었다가 떼고 옆으로 옮겨 다시 같은 동작을 반복하여 주면 마크가 없어지며 평평해집니다.

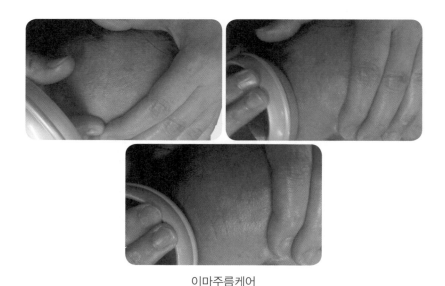

이마주름케어

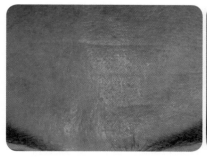 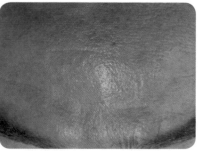

Before   After

눈꼬리, 관자놀이, 미간 주름 그리고 이마의 주름을 잘 펴 주는 것은
눈 건강과 밀접한 연관이 있습니다. 케어 시 절대로 눈동자 바로 위쪽
은 터치하지 마시고 눈썹 위나 주위 근육 부분만 케어하시기 바랍니
다. 처진 눈꼬리가 올라가고 작아진 눈이 커지며 장기적 케어 시 시력
보호에 효과적입니다.

잘 케어된 눈 주위

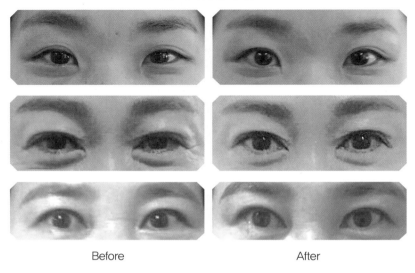

Before   After

오른쪽 케어가 끝나면 얼굴을 오른쪽으로 돌리게 하고 왼쪽 부위도 같은 방법으로 턱부터 이마의 진피층까지 터치하여 줍니다.

> **Tip**
>
> 눈 밑이 움푹 들어가 있거나 눈 밑 주름이 커튼 처지듯 생겼을 경우 절대로 눈 밑은 터치하지 않습니다. 눈썹 주위, 미간, 이마, 관자놀이, 두피 부분만 잘 풀어 주면 눈 밑 부분은 자동적으로 당겨 올려 붙습니다. 눈 밑 뼈가 아주 약하므로 잘못 건드리면 손상을 입기 쉬우므로 눈 보호를 위해 터치하지 않습니다.

두피 케어

앞 얼굴 및 좌우 주름 케어가 끝나고 난 뒤, 얼굴을 왼쪽으로 돌리게 하고 오른쪽 뒤 두피 부분 쇄골하근~후두골~측두근~백해~전두근까지 앞 얼굴과 같은 방법으로 마사지해 줍니다. 즉, 진피층까지 마그네슘 링을 고객이 아프지 않게 조심스럽게 누른 상태로 진피층을 좌우로 살짝 움직여 주었다가 떼고 옆으로 옮겨 다시 같은 동작을 반복하여 터치하여 줍니다.

이와 같은 방법으로 두피 케어할 때 유난히 딱딱한 두피 부위는 시간을 조금 더 할애하여 케어해 주는 것이 효과적입니다. 딱딱한 두피를 무리하게 푸는 것은 좋지 않습니다. 진피층을 눌러 케어하는 것을 고통스러워하는 분께는 가볍게 두피를 긁어 주는 테크닉을 사용하여 고객이 불편하지 않게 관리하여 고객의 만족도를 높여 줍니다.

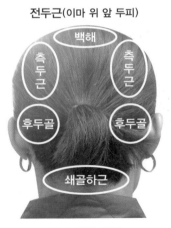

두피 근육 위치

이때 고객이 오른쪽이나 왼쪽 중 한쪽만 바늘로 콕콕 찌르듯이 아프다는 통증을 호소할 경우, 케어 방법을 바꾸어 주어야 합니다. 마그네슘 링을 누르지 않고 진피층 터치 대신 두피 표면을 가볍게 문질러 주며 케어합니다. 이 같은 경우는 충분한 수면을 취하지 못하였거나 극심한 스트레스를 받아서 극도의 피로가 쌓인 것이므로 무리하게 케어하지 않습니다.

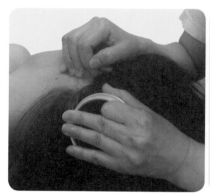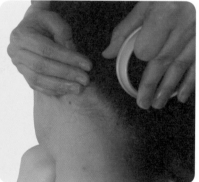

두피 케어

오른쪽 뒤 두피가 끝나면 얼굴을 오른쪽으로 돌리게 하고 왼쪽 뒤 두피 부위도 같은 방법으로 쇄골하근~후두골~측두근~백해~전두근까지 진피층을 터치하여 줍니다. 좌우 두피까지 케어가 끝난 후 다시 앞부분으로 와서 전두근, 머리 측면 부분, 이마 주름, 미간 주름, 관자놀이, 눈꼬리를 가볍게 터치하여 줍니다. 그리고 얼굴의 좌우 대칭을 체크한 후, 밸런스가 맞지 않을 때는 미비한 곳을 좀 더 보완하고 마무리합니다.

Tip

얼굴 표정이나 인상 쓰는 습관을 고치면 어느 정도 얼굴에 주름이 생기는 것을 예방할 수 있습니다. 입꼬리가 올라가 있는 항상 웃는 얼굴과 눈을 크게 뜨는 습관은 팔자 주름이 생기는 것을 예방하거나 눈이 처져 내려가는 것을 막아 줍니다. 또한 대화를 하면서 습관적으로 눈을 힘을 주며 미간 주름을 만드는 분들이 많기 때문에 가능한 얼굴 전체에 힘을 빼고 부드러운 표정으로 대화를 나누는 것도 주름을 예방하는 방법입니다.

6장

옥돌리프팅 케어
(탄력)

| 전문가용 |

◆ 옥돌리프팅 케어 시
　제품 도포

◆ 옥돌 굴리는 방향

◆ 집중 관리해야 하는 포인트

◆ 이중 턱　　◆ 입술 위(인중)&턱 위

◆ 광대 밑　　◆ 비근　　◆ 교근

◆ 광대 위　　◆ 관자놀이

◆ 눈꼬리　　◆ 이마

◆ 옥돌리프팅에 사용된 제품

◆ 얼굴 작아지는 헤어터번
　(얼작헤어터번)

◆ 얼작헤어터번의 효과

사람에 따라 10년~30년까지
젊어 보이게 만드는 테크닉

모든 사람들의 소망은 늙지 않고 젊게 사는 것입니다. 그래서 6장에서는 러브온미 화장품을 가지고 개발한 젊어지는 탄력 테크닉을 소개합니다. 많은 관리사님들이 실무에서 직접 적용하여 노력한 만큼 소득을 얻고, 고객께도 젊어지는 만족을 드릴 수 있는 테크닉이 되었으면 합니다.

옥돌리프팅 케어 시 제품 도포

Manual Technic(핸들링)이 끝난 후 최대로 극대화된 효과를 기대하시는 분들께 특별한 서비스를 제공하고 피부관리사들에게 고수익을 창출하기 위한 테크닉입니다.

옥돌리프팅 케어는 Manual Technic 후 마사지크림을 해면과 온습포로 깨끗이 닦아 내고, 토너와 탄력영양크림을 가볍게 도포한 후 주름케어로 먼저 얼굴의 근육들을 진피층까지 이완(relax)되게 만들어 놓은 후 시행합니다. 러브온미의 탄력영양크림과 수분재생크림 팩을 이중으로 도포한 후, 거즈 위에 비타민C 모델링을 도포합니다. 5분 정도 지난 후, 살짝 모델링이 굳어진 것이 확인되면 테크닉을 시행합니다.

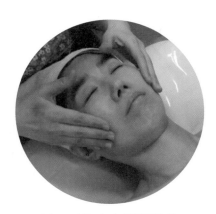

Manual Technic(핸들링) 후

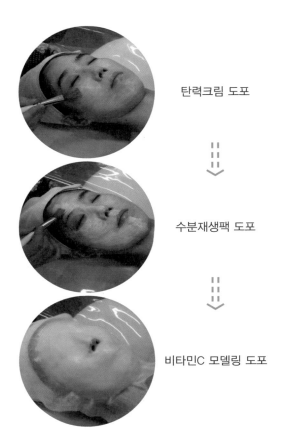

탄력크림 도포

수분재생팩 도포

비타민C 모델링 도포

Tip

탄력영양크림과 수분재생크림 도포 시 얼굴 표
면에 골고루 얇게 이중 도포하여야 합니다. 너
무 많은 양의 크림을 도포 시 모델링 위에 구멍
이 생기기도 합니다. 그리고 가끔 제품이 눈에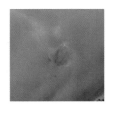
들어가게 될 경우 불편을 호소할 수도 있기 때문에 눈 주위에는 제품
을 도포하지 않습니다.

비타민C 모델링 도포 시 너무 묽게 되면 모델링이 굳지 않고 계속 옥돌에 묻어나기 때문에 물의 농도 또한 아주 중요합니다. 부드럽게 적당한 농도로 잘 개어서 얇게 펴 발라 주어야 하며, 턱 밑쪽을 감싸듯이 꼼꼼히 잘 도포하여 줍니다. 너무 두껍거나 얇지 않게 도포하여야 옥돌 탄력 테크닉을 시행할 때 옥돌의 열이 잘 전달됩니다.

옥돌 굴리는 방향

모든 도포가 끝나고 적당히 굳어질 동안(5~10분 정도) 고객을 위해 양쪽 팔 관리 마사지로 서비스의 질을 높여 줍니다. 손에 묻어나지 않을 정도로 살짝 굳어진 상태를 확인하고 바로 적당한 자갈 사이즈의 옥돌(3~4㎝ 30개 정도)로 아래턱에서 이마 방향으로 상향 테크닉을 시행합니다.

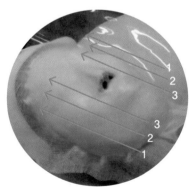

옥돌 굴리는 방향
하 → 상

옥돌의 방향은 사진과 같이 아래에서 위쪽으로 굴려 주면서 거즈 밑의 탄력크림과 수분재생크림이 잘 흡수되고, 비타민C 모델링이 적당히(테크닉을 강하게 주어도 모델링이 찢어지지 않을 정도) 굳을 때까지 계속 굴려 줍니다.

옥돌이 뜨겁게 느껴지시는 분은 하얀 면장갑을 사용하셔도 무방합니다. 한여름에는 절반은 따뜻한 옥돌을 먼저 사용하고, 절반은 냉동실에 보관된 냉옥돌을 사용하여 고객께 시원함을 선사하실 수 있습니다.

집중 관리해야 하는 포인트

다음은 피부 탄력을 위한 옥돌리프팅 케어 시 집중 관리해야 할 포인트입니다. 순서대로 '이중 턱-입술 위(인중)&턱 위-광대 밑-비근-교근-광대 위(얼굴 안쪽으로 밀기)-관자놀이-눈꼬리-이마'의 순으로 진행합니다.

이중 턱

옥돌리프팅 케어 시 옥돌이 입천장에 닿도록 올려 당겨 주고, 옆으로 옮겨 같은 동작을 반복하여 줍니다. 이때 고객과의 호흡이 중요합니다. 고객에게 힘을 빼게 한 후 부드럽게 밀어 올려 줍니다. 3초가량 유지하다가 풀고 같은 동작을 살짝 옆으로 옮겨 반복하면 목주름이 펴질 뿐만 아니라 턱 밑 주름이 개선됩니다. 고객이 불쾌하게 느끼지 않도록 처음 오신 분께는 좀 약하게 들어가다가 차츰 깊게 들어가는 테크닉을 사용하시면, 이중 턱을 어떻게 케어하는지 인지시키는 데에 시간을 벌어 줍니다.

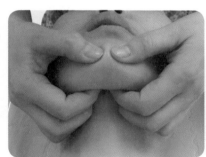 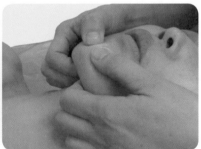

핸들링으로 이중 턱 푸는 방법

Tip

이중 턱 케어는 턱밑에 지방이 차지 않게 하고 목주름을 펴 줌으로써 목 주위 갑상선 저하 예방에 도움을 줍니다.

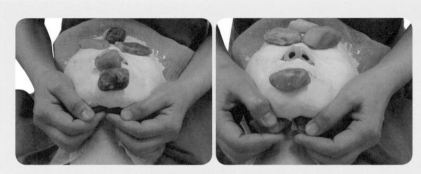

이중턱 케어

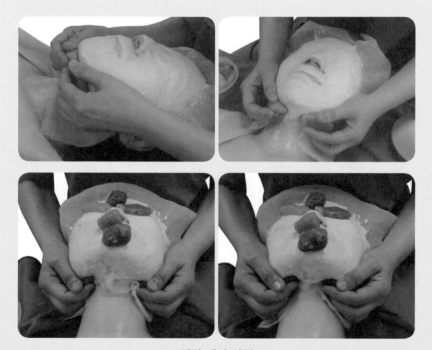

턱밑 케어 사진

입술 위(인중)&턱 위

입술 위 & 턱 위에 가볍게 옥돌을 눌러 옆으로 옮겨 주며 적당히 식은 옥돌을 올려놓으면 됩니다. 주름 스페셜 케어 시 턱 위와 입술 위 고양이 주름은 충분히 풀어 주었으므로 옥돌리프팅 시에는 따뜻한 옥돌을 올려 줍니다. 이때 탄력크림과 수분재생크림 제품이 흡수되면서 굳은 턱이 풀리며, 입술 위 고양이 주름이 펴지는 역할을 합니다.

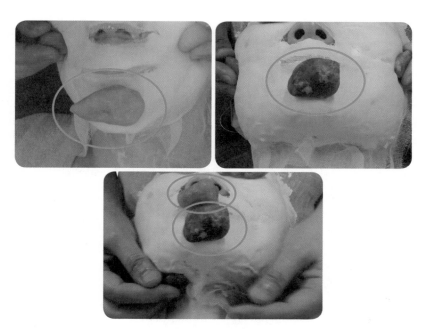

입술 위 턱 위 케어

광대 밑

광대 부위 케어는 치아 건강과 아주 밀접한 연관을 갖고 있습니다. 미관상으로도 광대가 커지지 않고 작게 만들어 줍니다. 옥돌을 뺨에서 안쪽으로 굴려 올리면서 광대 밑을 위쪽으로 파듯이 당겨 올립니다.

> **Tip**
>
> 광대 밑은 비근과 교근을 연결하여 잘 풀어 줌으로써 팔자 주름을 예방 또는 개선하고 치아 근육이 땅겨 올라붙어져 잇몸이 내려앉는 것을 예방하여 줍니다(치아 보호 효과).

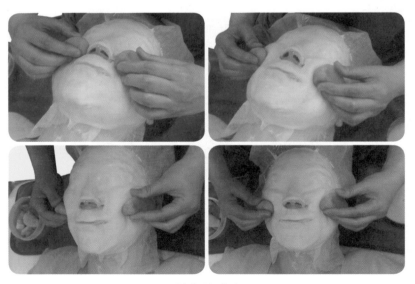

광대 밑 케어

비근

코 옆 근육은 얼굴이 처져 내려가면서 팔자 주름이 생기는 과정에 피부 조직이 딱딱하게 굳어지며 형성됩니다. 비근을 잘 풀어 놓으면 코도 오뚝해 보이고 팔자 주름도 펴지는 것을 확인할 수 있습니다.

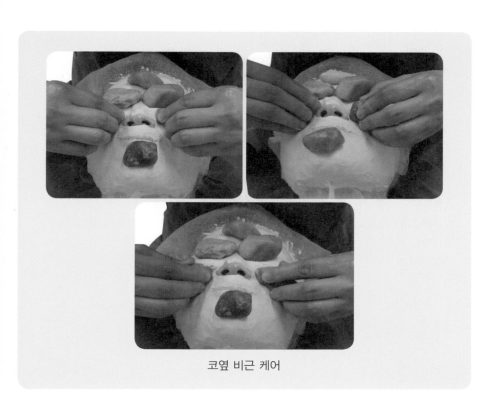

코옆 비근 케어

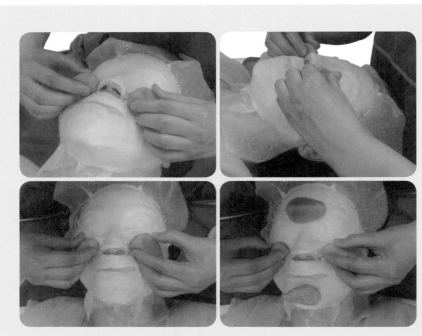

코옆 비근 케어

교근

귀 앞쪽에서 턱까지의 양옆 측면 뺨 부위를 교근이라 합니다. 보통 단단한 음식을 많이 씹거나, 어금니를 악무는 습관이 있는 사람들이 치근이 발달하여 사각턱으로 보이는 경향이 있습니다. 모든 피부관리사들이 사각턱을 V라인으로 만들기 위해, 어떻게 하면 교근이 잘 풀려서 옆 턱 라인이 부드러운 인상을 주며, 어떻게 하면 교근을 당겨 올려붙여 사각턱에서 V라인으로 보이게 할 수 있는지 고민하는 부분이기도 합니다.

병원에서는 주사로 녹여 주기도 하지만 주사의 경우 종종 음식을 씹을 때 이에 힘이 주어지지 않는 부작용이 있기도 하기 때문에, 옥돌리프팅 케어나 주름 스페셜 케어로 교근을 잘 풀어 줄 경우 옆 턱 라인이 자연스럽게 V라인이 되며 치아에 아무런 영향을 끼치지 않는 장점이 있습니다.

케어 방법은 옥돌을 안쪽으로 동글동글 굴리면서 위로 올리며 교근 부위를 얼굴을 모으듯이 안쪽으로 지압하듯 눌러 주는 것입니다. 누구나 희망하는 V라인 얼굴을 만들어 주기 때문에 시간을 많이 할애하여 케어합니다.

Tip

교근이 잘 케어되면 얼굴이 작아지며, 목이 길어지고, 옆 턱 라인이 아름다워집니다.

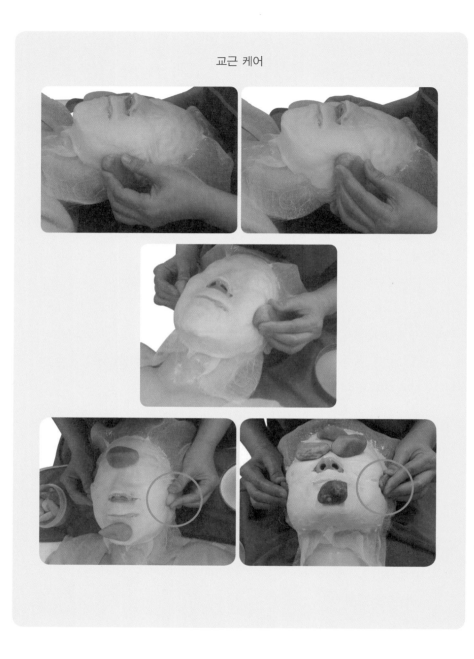

교근 케어 순서

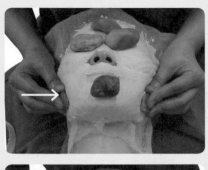

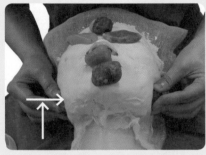

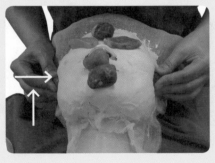

광대 위

광대가 크다고 생각되는 분들이 많이 있지만, 실제로 터치했을 때 광대뼈 위에 근육이나 살이 대부분을 차지하고 있어 광대가 커 보이는 분들이 많습니다. 이것은 사람들이 특정한 얼굴 표정을 지었을 때 광대뼈 위에 근육이나 살이 붙어 광대가 커 보이는 것입니다. 보통 유전이라고 말하지만, 광대가 크게 보이는 가족이나 좋아하는 사람의 표정을 따라 하게 되면 광대뼈 주위에 지방이나 근육이 붙어서 커지는 경향이 있습니다.

광대뼈 위를 지압하듯이 눌러 주고, 안쪽으로 모아지게 옥돌을 굴린 후 따뜻한 옥돌을 올려놓습니다. 주름 스페셜 케어 시 충분히 광대뼈 위를 풀어 지방이나 근육이 분해되게 한 후 옥돌리프팅 케어를 하는 것이 광대가 작아지게 하는 데 아주 효과적입니다.

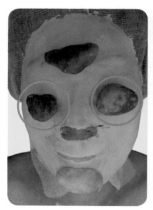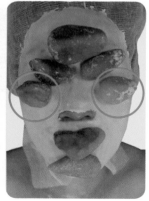

광대 위 케어

관자놀이

    여러 번 오랫동안 지압하면 얼굴 전체에 탄력이 가장 많이 생기는 부위가 바로 관자놀이 부분입니다. 관자놀이는 따뜻한 옥돌을 위쪽으로 동글동글 굴리면서 지압하듯 눌러 케어합니다. 제품이 흡수되면서 눈가 주름이 개선되고, 관자놀이 부위가 잘 케어되면 턱 부위까지 위로 당겨 올라붙는 것을 볼 수 있습니다.

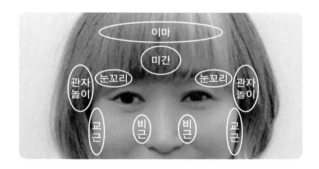

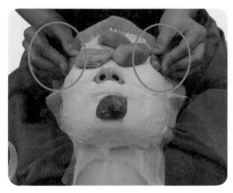

관자놀이 케어 사진

눈꼬리

　눈꼬리 부위도 탄력이나 눈가 주름과 밀접한 연관을 갖고 있습니다. 주름 스페셜 케어로 눈꼬리와 관자놀이 부위를 잘 풀어 주고 따뜻한 옥돌로 눈꼬리 끝을 밑에서 위쪽으로 올리면서 눌러 줍니다. 제품이 흡수되면서 처진 눈이 올라가고 눈이 커지는 것을 볼 수 있습니다.

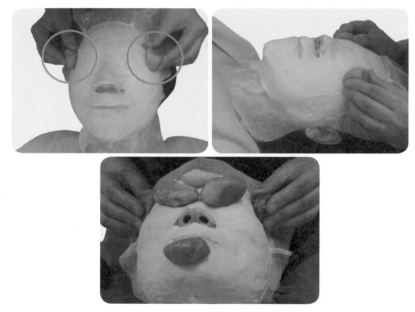

눈꼬리 케어 사진

이마

　이마 부위는 미간 주름과 연관되어 여러 형태로 주름이 형성됩니다. 미간 주름이 한 줄인 분, 두 줄 생긴 분, 눈 사이 가로줄로 생기는 분도 있습니다. 이러한 미간 주름 형태에 따라 이마에 굵게 한 줄 깊게 움푹 패기도 하고, 잔주름이 여러 겹 생기기도 하고, 이마 한가운데에 생기기도 하며, 한쪽 옆으로 생기기도 합니다.

　따뜻한 옥돌을 두피 쪽으로 밀면서 지압하듯 이마 부위에 눌러 주고 적당히 식은 옥돌을 이마에 올려놓으면 제품이 흡수되면서 이마 주름이 개선됩니다. 관자놀이와 눈꼬리 그리고 이마를 조화롭게 케어하면 이마 전체가 좁아지면서 위로 길어집니다.

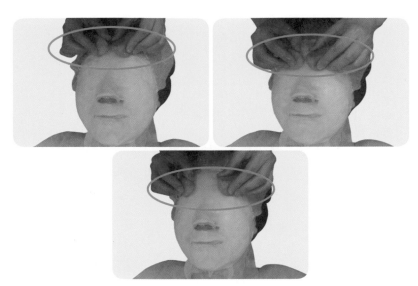

이마 케어 하는 사진

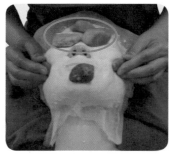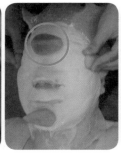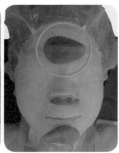

이마 케어 후 옥돌 올려 놓은 사진

이와 같이 옥돌리프팅 케어가 끝나고 모델링을 걷어 낸 후 흡수되고 남은 제품은 토닥토닥 두드려 모두 다시 흡수시킵니다. 해면과 냉습포로 깨끗이 닦아 내고 기초화장품을 도포하여 피부를 보호합니다.

Tip

이마, 관자놀이, 눈꼬리, 미간을 잘 관리하면 탄력영양크림과 수분재생크림이 흡수되면서 처진 눈꼬리가 올라붙어 눈이 커지며, 눈 옆주름이 없어집니다. 그리고 미간 주름과 이마 주름이 옅어지며, 이마가 좁아지며 위로 길어집니다.

옥돌리프팅(탄력) 케어시 주름스페셜 케어로 딱딱하게 굳어 있는
근육인 진피층을 잘 풀어주면 스스로 재생이 되어 시너지 효과가 나
며 주름도 자연스럽게 펴지고, 처져있는 피부도 제품과 테크닉이 합
세하여 탱탱하게 올려 붙게 됩니다. 사람마다의 피부상태에 따라 최
소 2년에서 많게는 10년까지도 젊어지는 것을 눈으로 볼 수 있습니다.
케어후 고객의 활짝 웃으며 만족해 하는 순간이 피부관리사에게는 가
장 보람이 느껴지고, 자신감이 생기는 순간입니다.

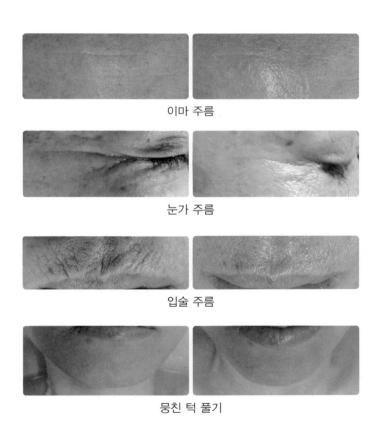

이마 주름

눈가 주름

입술 주름

뭉친 턱 풀기

옥돌리프팅(탄력) & 주름 케어 후
극심한 주름이 개선된 모습

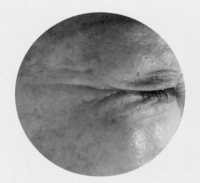 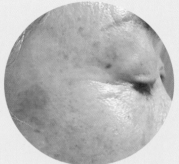

Before   After

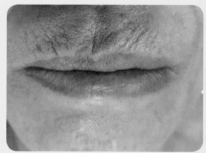 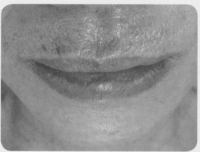

Before   After

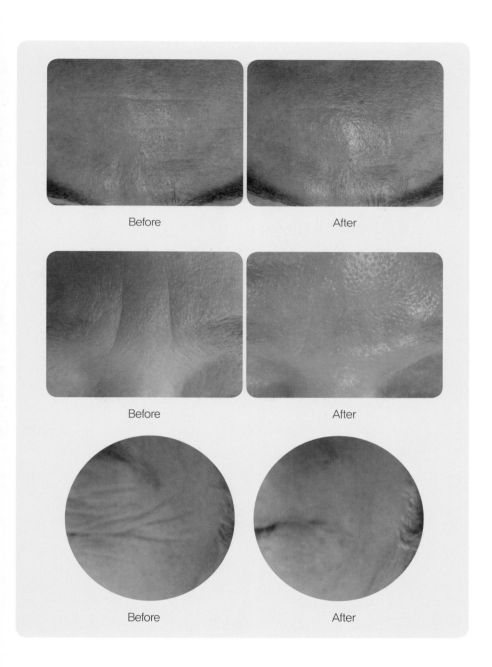

Before   After

Before   After

Before   After

옥돌리프팅 케어에 협조해 주신 분들

Before   After

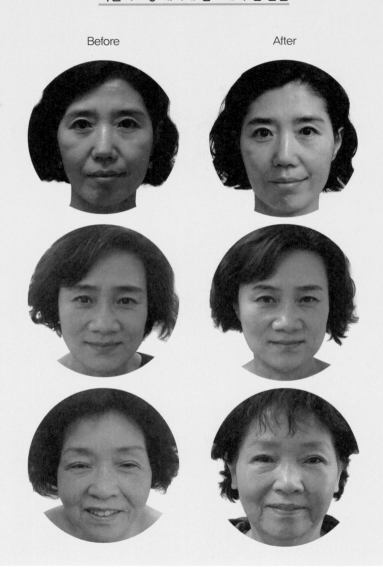

Before After

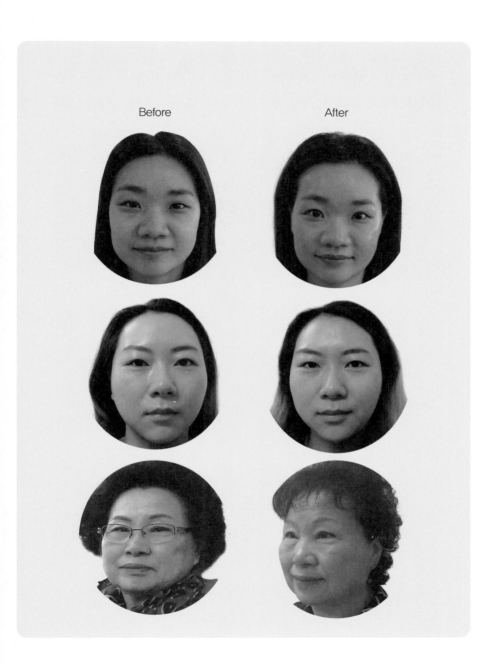

옥돌리프팅에 사용된 제품

1 탄력영양크림(리프팅 퍼밍 영양크림)

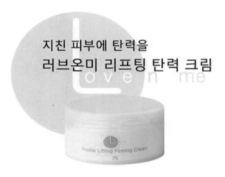

① 전 성분

정제수, 카프릴릭/카프릭트리글리세라이드, 메칠프로판디올, 세테아릴알코올, 스테아레스-21, 스테아레스-2, 프로필렌글라이콜, 부틸렌글라이콜, 레시틴, 글리세린, 세틸에칠헥사노에이트, 쉐어버터, 사이클로펜타실록산, 디메치콘/비닐디메치콘크로스폴리머, 초피나무열매추출물, 할미꽃추출물, 어스니어추출물, 디메치콘, 카라멜, 스테아릭애씨드, 황색4호, 합성플루오르플로고파이트, 티타늄디옥사이드, 1,2-헥산디올, 황색5호, 트리에탄올아민, 카보머, 디소듐이디티에이, 향료

② 주요 성분

레시틴 | 피부에 윤기를 더해 주는 레시틴(lecithin)은 인지질(燐脂質)의 한 종류로, 콩에 풍부하게 들어 있습니다. 레시틴은 세포 속의 수분을 조절하는 물질로, 이 성분이 풍부할 경우 피부에 윤기와 광택이 납니다.

글리세린 | 천연보습제로 화장품이나 비누를 만들 때 첨가하면 보습 효과를 줍니다. 무색투명의 냄새가 없고 단맛이 나는 액체이며 공기 중의 수분을 흡수하는 능력이 우수하여 보습제로 많이 사용됩니다.

쉐어버터 | 쉐어 나무의 씨에서 추출한 식물성 지방으로 보습 효과가 좋아 주로 피부 보습제나 연화제로 사용되며, 식용으로도 이용됩니다.

초피나무추출물 | 화장품 내에서 보존제 역할을 합니다(천연방부제).

할미꽃추출물 | 항암 효과, 충치 예방, 항균 작용, 살균 효과, 심장과 혈관에 좋습니다(천연방부제).

어스니어추출물 | 우스닌산이 함유되어 있어 피부 면역력을 높여

주는 데 도움이 되며, 피부의 보호막을 형성하는 역할도 합니다. 그 외에도 항균 능력이 뛰어나며, 야외 활동 시 자외선으로부터 피부를 보호하는 역할을 합니다(천연방부제).

티타늄디옥사이드 | 금홍석, 티타늄철석 등의 광물에서 나오는 하얀색 고체 물질입니다. 광물에서 추출되는 비활성 미네랄 성분이라고 불리며, 알레르기 유발의 위험을 거의 가지고 있지 않으며, 높은 굴절률(빛을 꺾어서 반사시키는 정도)을 가지고 있어 여러 종류의 자외선들이 피부를 통화하지 못하게 반사해 주는 자외선차단물질입니다. 자외선이 피부에 들어가게 되면 멜라닌 과다 생성을 촉진해 기미, 주근깨, 노화, 피부암으로 갈 수 있습니다. 티타늄디옥사이드 성분은 순하기 때문에 유아들의 자외선차단제품으로도 사용되며 징크옥사이드(자외선 차단성분)와 같이 사용하면 시너지 효과를 발휘합니다.

1, 2-헥산디올 | EWG등급 1등급으로 안전하다고 알려져 있는 원료입니다. 항균력 및 산화 방지, 보존제 역할을 하며 피부의 수분 증발을 차단하여 보습 역할을 합니다. 뛰어난 유화성을 가지고 있는 용제(소수성기와 친수성기를 모두 가지고 있는 계면활성제)로서 화장품 제형에도 큰 영향과 자극을 주지 않아 무방부제나 천연화장품 콘셉트의 화장품에 많이 사용됩니다. 가격이 비싸긴 하지만 할미꽃추출물이나 카프리릴글라이콜과 함께 사용하면 방부부스터의 역할을 하여 자극을 완화시켜 부작용을 줄일 수 있습니다.

2 수분재생크림(수험생크림&수분 주름개선 미백 크림팩)

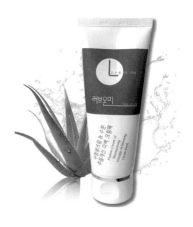

① 전 성분

정제수, 글리세린, 세틸에칠헥사노에이트, 카프릴릭/카프릭트 리글리세라이드, 부틸렌글라이콜, 나이아신아마이드, 초피나무열 매추출물, 할미꽃추출물, 어스니어추출물, 세테아릴알코올, 소듐 하이알루로네이트, 향료, 해바라기씨오일, 잇꽃씨오일, 폴리소르 베이트60, 소르비탄스테아레이트, 스테아릭애씨드, 알로에베라 잎즙가루, 디메치콘, 아르간트리커넬오일, 식물성스쿠알란, 카보 머, 트리에탄올아민, 알란토인, 토코페릴아세테이트, 오이추출물, 토코페롤(VitaminE), 아스코빅애씨드(VitaminC), 나이아신아마이드 (VitaminB3), 칼슘판토테네이트(VitaminB5), 피리독신VitaminB6), 접

시꽃추출물, 알로에베라잎추출물, 쇠뜨기추출물, 녹차추출물, 좀사위질빵잎추출물, 서양송악추출물, 블래더랙앨지추출물, 왕귤추출물, 매도우스위트추출물, 아데노신, 디소듐이디티에이, 구아이아줄렌

② 주요 성분

글리세린 | 무색투명의 냄새가 없고 단맛이 나는 액체이며 공기 중의 수분을 흡수하는 능력이 우수하여 보습제로 많이 사용됩니다. 그래서 화장품이나 비누를 만들 때 첨가하는 천연보습제로 쓰입니다.

나이아신아마이드 | 영양 공급, 피부 노화 방지, 트러블 개선, 세포 재생, 미백 등 다양한 효능이 있지만 그중에서도 미백과 피부 색소 침착 개선에 가장 효과적입니다. 한 연구 결과에 따르면, 나이아신아마이드 성분이 5% 함유된 제품을 12주간 사용한 결과 주름과 색소 침착 개선, 붉은 홍조가 감소되고 피부 탄력까지 증가하는 효과가 있다고 합니다. 이미 생성된 멜라닌이 피부에 착색되는 단계를 억제시켜 주고 멜라닌이 실제 피부세포에 들어가는 것을 차단하는 역할을 한다고 합니다. 즉, 색소 침착을 예방하고 자연스러운 미백 효과를 볼 수 있습니다.

또한 보습 효과도 뛰어나, 피부 수분 손실을 방지하는 데 효과적입니다. 그리고 트러블 개선에도 효과적입니다. 나이아신아마이드가

4% 함유된 젤을 여드름 환자에게 8주간 하루 두 번 사용한 결과 82% 나 호전되었다고 합니다. 여드름에 좋은 효과와 내성이 없어서 여드름성 피부질환에도 효과가 좋습니다.

마지막으로 노화 개선 효과입니다. 나이아신아마이드는 주름의 원인인 활성산소를 억제시키는 항산화 효능으로 잔주름과 깊은 주름을 억제시키고 노화의 원인인 콜라겐과 엘라스틴의 손실을 막아 주어 콜라겐 분비를 자극하여 피부 탄력을 되찾아 줍니다.

참고로, 나이아신아마이드의 부작용으로 개인의 피부에 따라 다르게 자극하지만 나이아신아마이드 함량이 높을 경우 눈 시림을 유발할 수 있다고 합니다. 처음 사용하실 때는 소량으로 피부에 적응 기간을 두고 바르는 것이 좋습니다.

초피나무열매추출물, 할미꽃추출물, 어스니어추출물 | 천연방부제입니다.

소듐하이알루로네이트 | 천연 보습 성분으로 주변의 수분을 결합시켜 피부를 촉촉하게 해 줄 뿐만 아니라 자외선과 먼지 등으로부터 피부를 보호하는 역할도 합니다. 나이가 들면 피부의 히알루론산 양이 감소하면서 피부의 노화가 진행되는데, 피부에 히알루론산을 화장품 등을 통해 채워 주면 노화 방지뿐만 아니라 탄력을 부여할 수 있습니다.

잇꽃씨오일 | 이 오일은 류머티스 통증을 완화시키며, 항진균 활성 (antifungal activities)이 있고, 습진과 거친 피부를 완화시키는 효과가 있다고 하여 의약품과 화장품의 원료로 널리 이용되고 있습니다. 잇꽃씨오일은 피부 색소인 멜라닌의 합성(melanin synthesis)을 강하게 억제하므로 미백화장품에 이용되기도 합니다.

잇꽃씨오일은 그 자체로는 여드름을 악화시킬 수 있으나, 함량 5% 이내에서는 여드름을 악화시키지 않으므로 로션과 크림 등에 피부유연제로서 5% 이내로 이용됩니다. 동물시험 결과 잇꽃씨오일은 눈과 피부에 자극을 주거나 접촉성 과민증상을 유발하지 않는다는 사실이 밝혀졌습니다(International Journal of Toxicology, Vol 4, Issue 5, 1985).

알로에베라잎즙가루 | 알로에베라잎에서 얻은 즙을 말려 가루로 만든 성분으로 피부의 컨디션을 개선해 주는 기능을 합니다. 다양한 알로에 성분들 중 진정 및 보습 작용이 가장 뛰어난 것으로 알려져 있고, 또한 단가가 비싼 것으로 알려져 있습니다.

아르간트리커넬오일 | 식물성, 활성성분, 피부컨디셔닝제, 피부유연화제, 수분증발차단제로 사용됩니다. 풍부한 비타민 E를 함유하고 있어 지친 피부에 생기와 활력을 불어넣어 주고 피부 결을 유연하고 부드럽게 가꾸어 줍니다. 세포막을 구성하는 오메가6가 풍부하여 피부 보습과 재생 효과가 뛰어납니다. 피부 노화를 늦추는 효과가 있으며, 불포화지방산과 토코페롤을 포함하고 있습니다. 피부 속 수분 증

발을 차단하여 보습력을 부여하고 건조함을 예방함으로써 촉촉한 피부 유지를 도와줍니다.

토코페릴아세테이트 | 지용성 화합물로 '비타민 E 아세테이트 (vitamin E acetate)'로도 불립니다. 스킨·크림 등 피부 관련 제품의 원료로 주로 사용됩니다. 유해산소로부터 피부를 보호하는 역할을 한다고 알려져 있습니다. 순수 토코페롤의 대안 물질로 사용되고 있으며, 체내에서의 중요한 기능은 항(抗)산화제로서 세포 내에서 산화되기 쉬운 물질, 특히 세포막을 구성하고 있는 불포화 지방산의 산화를 억제함으로써 세포막의 손상, 더 나아가 조직의 손상을 막아 줍니다.

오이추출물 | 미백 효과와 보습 효과가 있어 피부를 윤택하게 만들어 줍니다. 열을 진정시키는 효과가 있어 여드름이나 뾰루지 예방에도 좋으며, 피부에 자양을 주고 기미를 옅어지게 하며 주름을 예방합니다. 오이에 포함된 무기질, 칼륨이 체내에 들어가 나트륨염을 배출시켜 노폐물 제거에 탁월한 효과를 보입니다.

아데노신 | 피부컨디셔닝제로, 피부의 자생력을 회복시켜 지친 피부에 활력을 부여합니다. 주름 개선(기능성 화장품) 기능이 있어, 노화가 진행되어 힘이 없는 피부에 탄력을 강화하여 주름을 개선합니다.

구아이아줄렌 | 착색제, 착향제로 사용되며 카모마일 오일에서 얻

어지는 것으로 피부를 진정시키고 피부 흔적을 케어해 주며 피부 장벽 강화에 도움을 줍니다.

피부 탄력은 태어날 때부터 하나님이 우리 몸속에 이미 심어 주셨습니다. 그 탄력 재생 기능을 주름 스페셜 케어 테크닉으로 마그네슘 링이라는 도구를 가지고 진피층까지 터치해 주는 운동을 통해 끄집어내어 옥돌리프팅(탄력) 테크닉과 화장품이라는 보조제로 보완하면 다시 생겨납니다. 적당한 운동과 영양 섭취를 하면 신체 탄력은 물론 젊음과 건강이 함께 따라오는 것과 같은 원리입니다.

얼굴 작아지는 헤어터번(얼작헤어터번)

페이스 케어가 끝난 후 보통 일주일 후 다시 스킨케어를 받습니다. 일주일 동안 평상시 습관대로 행동을 하게 되면 얼굴에 주름과 처짐이 계속되기 쉬우므로 얼작헤어터번을 이용하시면 스킨케어 받은 효과를 계속 유지할 수 있습니다. 가정에서 티브이를 시청하거나, 가사일을 할 때, 혹은 수면 중일 때 일반 헤어터번을 하듯이 얼작헤어터번을 사용하시면 스킨케어 받은 효과를 계속 유지할 수 있습니다.

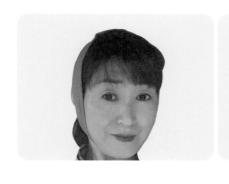
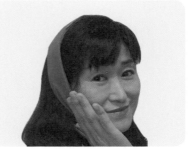

얼짱헤어터번의 효과

하나, 턱 밑을 받쳐 주므로 이중턱이 당겨 올라붙어 탄력이 생기며 목주름이 펴지는 효과가 있습니다.

둘, 치근과 교근을 위쪽으로 당겨 주어 브이라인을 만들어 줍니다.

셋, 눈꼬리와 이마를 두피 쪽으로 끌어당겨 모아 주어 눈처짐을 예방하는 효과가 있습니다.

많이 처진 분은 조금 불편할 수 있지만 처음에는 느슨하게 조여 주면서 차츰 당겨 올라붙는 정도에 따라 조여 주면 갑상선 저하증 예방 효과도 기대해 볼 수 있습니다.

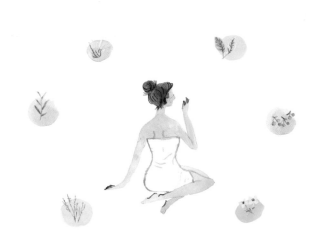